Nathalie Rosenegger

WOHLFÜHLEN IN DEN WECHSELJAHREN

Nathalie Rosenegger

Wohlfühlen in den Wechseljahren

Mit Kräutern und Hausmitteln in Balance

maudrich

HINWEIS

Die Rezepte und Anwendungen wurden sorgfältig recherchiert und zusammengestellt. Sie basieren auf dem Wissen und der Erfahrung der Traditionellen Europäischen Medizin (TEM), auf volksheilkundlichen Überlieferungen sowie auf der Berufserfahrung der Autorin in der physikalischen Therapie und Massagetherapie. Dabei besteht kein Anspruch auf Vollständigkeit, da viele Anwendungen familiäre und regionale Unterschiede aufweisen.

Auch sollen die Ratschläge der TEM keinen Ersatz für notwendige schulmedizinische Behandlungen darstellen, sondern Ergänzung und Begleitung bieten. Bei manifesten, die Lebensqualität einschränkenden Beschwerden und auch dann, wenn die beschriebenen Anwendungen keine Wirkung zeigen, ist ärztlicher Rat einzuholen. Die Anwendung der Therapiemittel erfolgt auf eigene Verantwortung.

Bildnachweis
S. 7, 8/9, 15, 17, 19, 20, 24, 26 rechts, 28, 30, 33, 34/35, 36, 38, 43, 46, 47, 49, 50, 52, 56, 57, 58, 59, 61, 62, 64, 66, 69, 72, 74, 81, 83, 85, 88, 92, 94, 97, 98, 99, 102, 104, 108, 110, 112, 114, 116, 117, 119, 122, 124, 126, 128, 134, 136, 140, 144, 146, 147, 150, 152, 156: stock.adobe.com
S. 10, 17, 106: istockphoto.com
S. 13, 27, 31, 39, 77, 79, 84, 86, 113, 121, 130, 139: Nathalie Rosenegger
S. 23: Florian Spielauer
S. 26 links: Eva Fauma
S. 44: Victoria Posch & Esther Karner

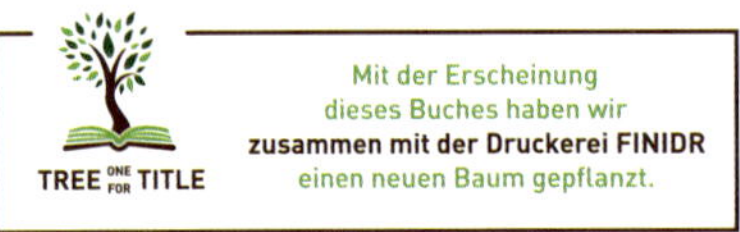

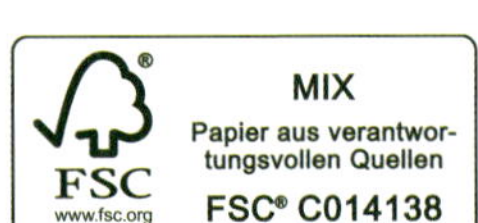

Bibliografische Information der Deutschen Nationalbibliothek
Die Deutsche Nationalbibliothek verzeichnet diese Publikation in der Deutschen Nationalbibliografie; detaillierte bibliografische Daten sind im Internet über http://dnb.d-nb.de abrufbar.

Lektorat: Katharina Schindl
Typografie und Satz: Hannes Strobl Satz·Grafik·Design, Neunkirchen
Umschlaggestaltung: Florian Spielauer mit einem Motiv von KashtykiNata, shutterstock.com
Druck: finidr
Printed in the E.U.
ISBN 978-3-99002-137-8
e-ISBN 978-3-99111-518-2

Vorwort

Frauen in Mitteleuropa haben durchschnittlich mit 54 Jahren ihre letzte Monatsblutung. In unserem Sprachgebrauch verwenden wir für diesen Zeitraum häufig das Wort *Menopause*, er wird auch oft als *Klimakterium* oder *Wechseljahre* bezeichnet. Aber was hat er mit *wechseln* zu tun?

Einfach ausgedrückt, wechseln Frauen von der reproduktiven Phase, also der biologischen Möglichkeit, Kinder zu bekommen und damit die Art zu erhalten, in eine für die Natur unproduktive Phase, die *Postmenopause*. Diese Zeit ist vor allem vom Absinken des Spiegels der Sexualhormone gekennzeichnet. Die Weltgesundheitsorganisation (WHO) definiert die Jahre vor, während und nach der Menopause treffend als *Perimenopause* (von *peri*: griech. *um ... herum*).

Begleitet wird dieser Übergang von verschiedenen Symptomen, die von Frau zu Frau unterschiedlich ausgeprägt sind und auch als unterschiedlich belastend wahrgenommen werden.

In diesem Buch möchte ich Ihnen einen Einblick in die Veränderungen während der Wechseljahre geben. Und ich beschreibe die Anwendung von Kräutern, Bienenprodukten, Aromatherapie und Hausmitteln zur Vorbeugung und Linderung von körperlichen und seelischen Dysbalancen in der Perimenopause.

Frauen, die sich im Wechsel befinden, stehen mitten im Leben: Sie sind berufstätig, vielleicht nützen sie gerade eine zweite Karrierechance. Viele dieser Frauen haben Kinder, die noch zur Schule gehen, und fast alle entdecken neue Interessen. In dieser mittleren Lebensphase weiß man meist, was einem guttut und was nicht. Man lässt sich nicht mehr so leicht beeinflussen und beeindrucken. Und man fokussiert auf das, was einem wichtig ist: Familie, Partner:in, Freund:innen, Gesundheit, mehr Work-Life-Balance.

Daher war es mir wichtig, Rezepturen auszuwählen, die mit leicht erhältlichen Zutaten und Gegebenheiten eines Durchschnittshaushalts möglichst schnell und unkompliziert herzustellen sind. Ergänzungen und Kräutermischungen sind in Reformhäusern, Apotheken und Lebensmittelgeschäften erhältlich.

Übrigens: Auch Männer durchleben einen Wechsel, wenn ihr dominantes Sexualhormon, das Testosteron, abnimmt. Jedoch geht bei ihnen dieser Prozess schleichend vonstatten und hat keinen entscheidenden Endpunkt. Nichtsdestotrotz treten einige typische perimenopausale Veränderungen und Beschwerden auch bei Männern auf. Daher sind viele Heil- und Hausmittel, welche ich beschreibe, auch für Männer geeignet.

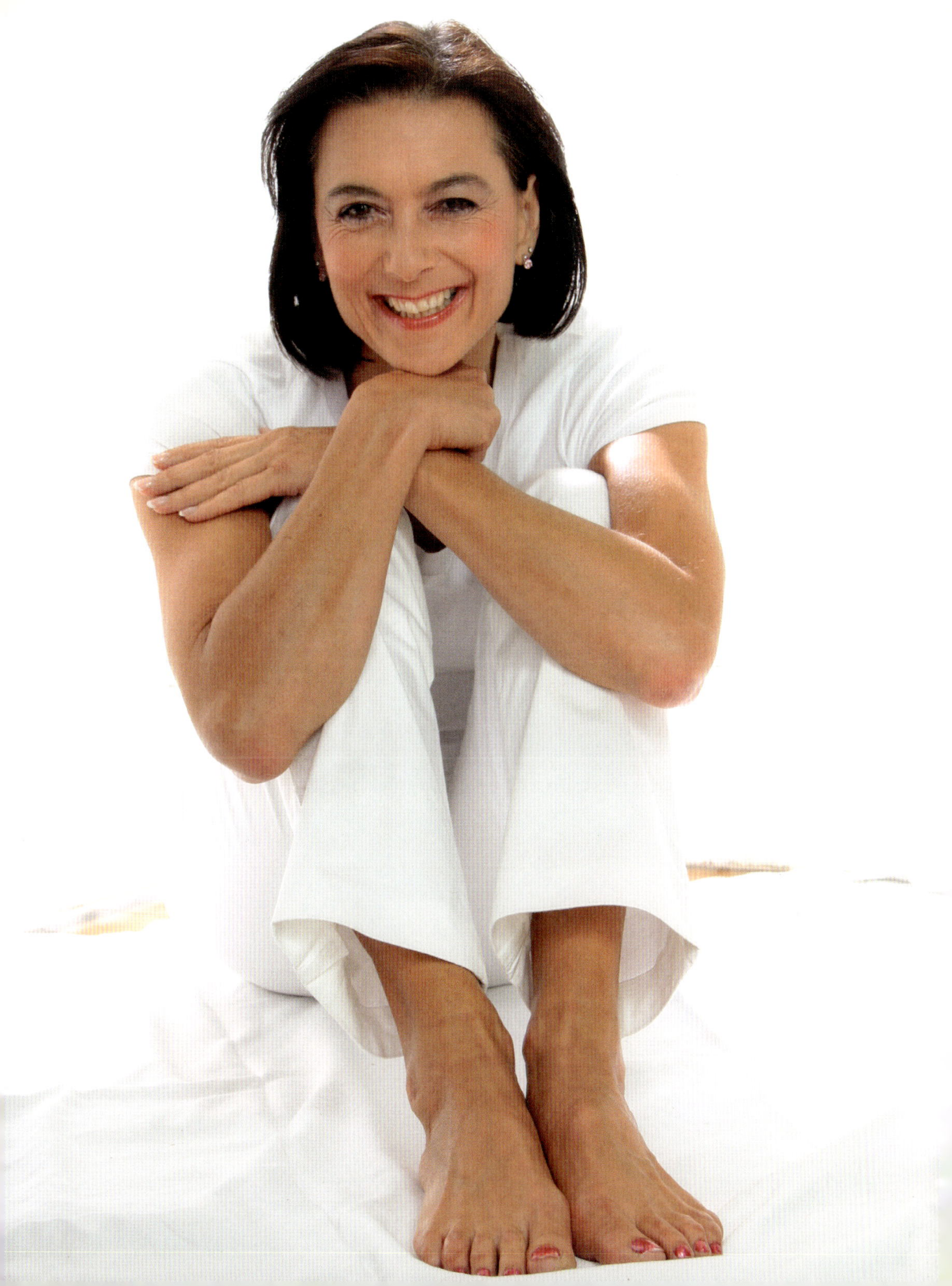

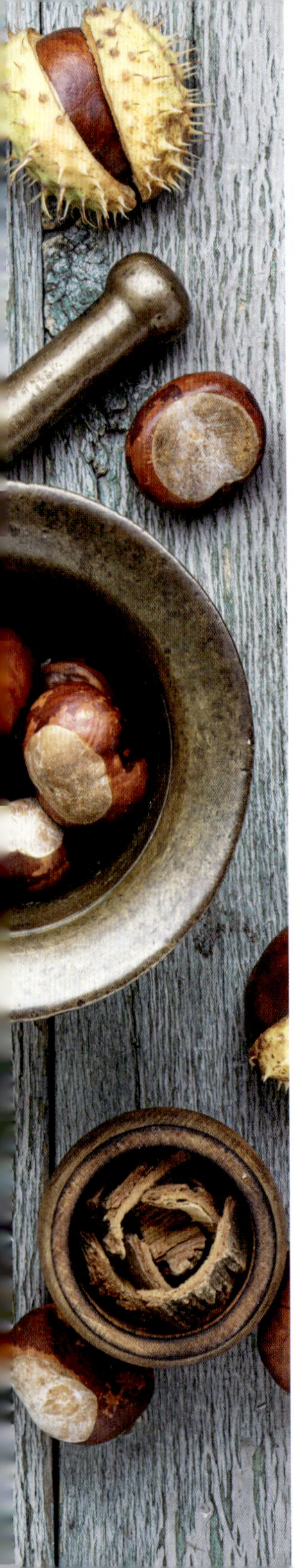

Inhalt

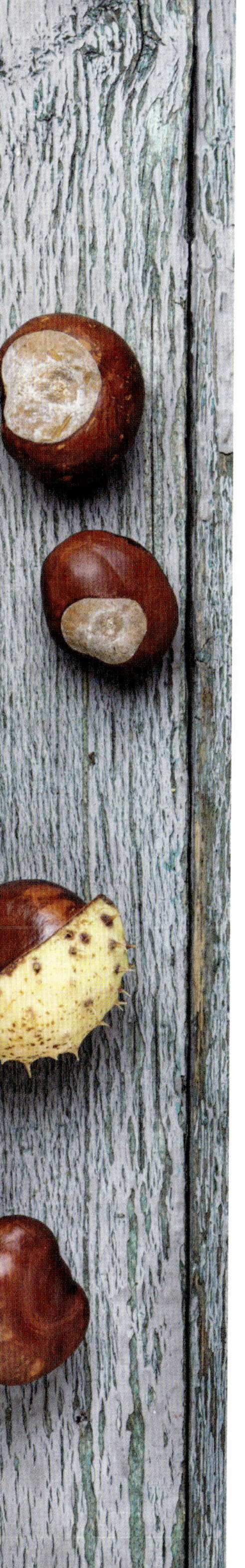

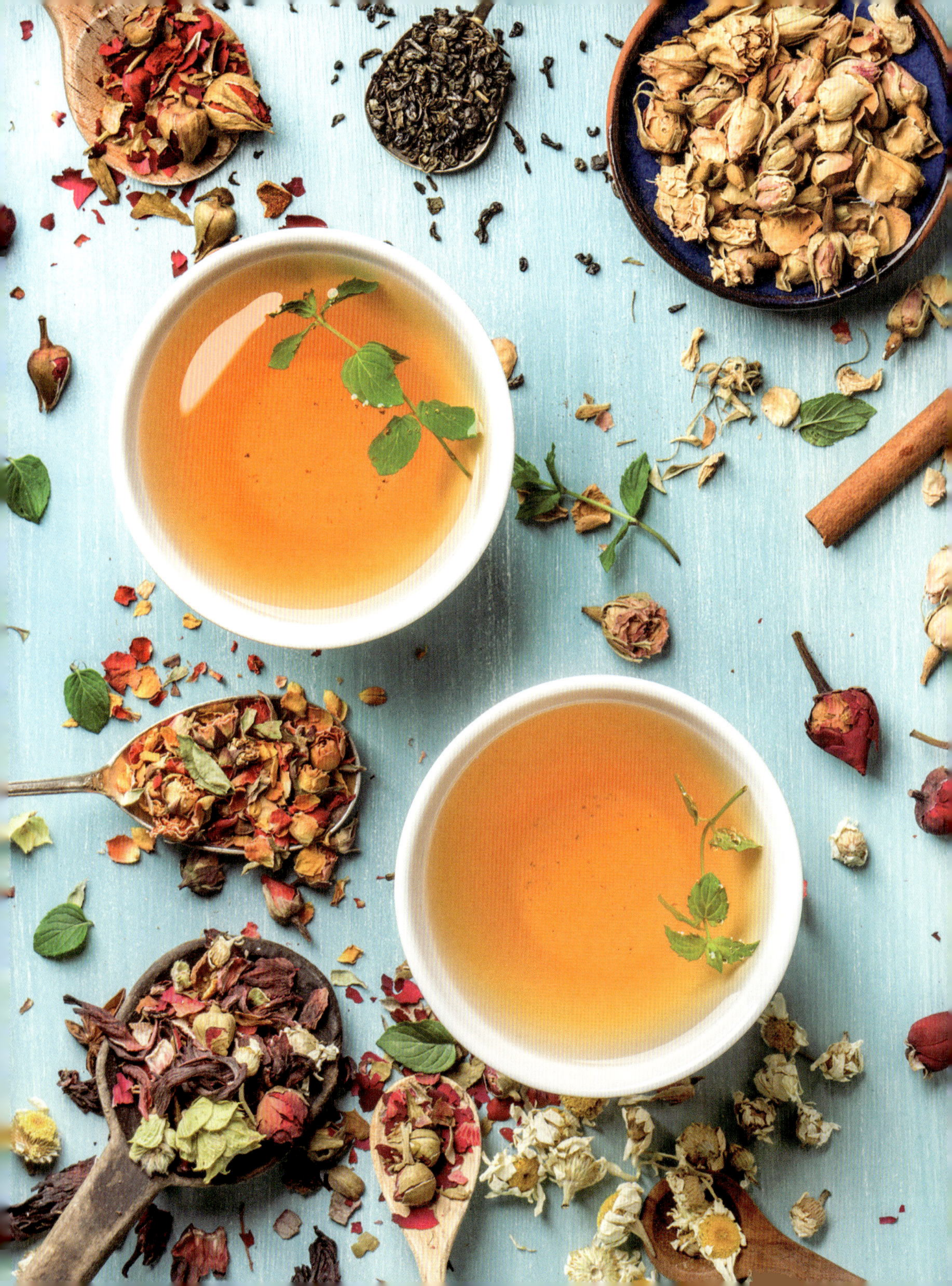

Hinweise zur Anwendung

Alle beschriebenen Rezepturen sind bei bedachter Anwendung zur Langzeittherapie geeignet und praktisch frei von unerwünschten Wirkungen.

Sollte ein Mittel nicht verträglich sein, zeigt sich dies bei äußerlicher Anwendung z. B. durch das Auftreten von Ausschlägen. Bei innerlicher Anwendung kann sich eine Unverträglichkeit z. B. in Magenproblemen oder Kopfschmerzen wenige Stunden nach der Einnahme äußern. In diesem Fall wählen Sie ein anderes Mittel.

Wenn nicht anders beschrieben, empfiehlt es sich, nach 3–4 Wochen eine andere Zubereitung aus dem jeweiligen Wirkungsspektrum anzuwenden oder eine 2-wöchige Pause einzulegen.

Je nach Symptomausprägung und gewähltem Mittel braucht es einige Tage bis Wochen, damit die Phytotherapie ihre volle Wirkung entfalten kann, da der Wirkstoffgehalt jeder einzelnen Pflanze unterschiedlich ist. Nur fertige Pflanzenauszugspräparate aus der Apotheke enthalten eine standardisierte Wirkstoffmenge.

Sollte eine Schwangerschaft bestehen, besprechen Sie die Therapiemittel mit Ihrer Gynäkologin bzw. Ihrem Gynäkologen.

Im Buch kommen Rezepte aus verschiedenen Bereichen zum Einsatz. Sie sind mit dem jeweiligen Symbol versehen:

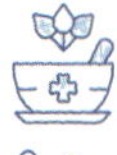 **Kräuterzubereitung**

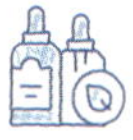 **Aromatherapie (ätherische Öle)**

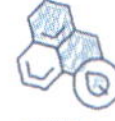 **Apitherapie (Bienenprodukte)**

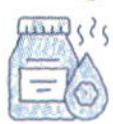 **Hausmittel und Tipps**

Anwendung von Heilkräutern

Kräuterdrogen aus Apotheke, Reformhaus oder Kräuterdrogerie

Damit sind natürlich nicht illegale Substanzen gemeint, sondern getrocknete Zutaten (von niederländisch *droog* für *trocken*). Droge oder Arzneidroge ist der pharmazeutische Ausdruck für getrocknete Heilpflanzen und Pflanzenteile, aber etwa auch für tierische Substanzen (in der traditionellen Schwedenkräutermischung findet sich manchmal noch Bibergeil, ein Duftsekret des Bibers). In Apotheken, Kräuterdrogerien und Reformhäusern kaufen Sie Heilpflanzen, die bereits auf einen gleichmäßig hohen Wirkstoffgehalt hin gezüchtet und schonend haltbar gemacht wurden. Gerade bei Kräutermischungen für Tees und Bäder ist es sinnvoll, sich diese mischen und abfüllen zu lassen. Je nach Pflanzenteil genügen 30 bis 80 g.

Getrocknet oder frisch: Die getrocknete Droge kann durch die doppelte Menge frischer Pflanzenteile ersetzt werden. Dies bietet sich vor allem im Frühling und Sommer an, wenn man Löwenzahn, Brennnessel & Co. auf Wiesen und im Garten findet. Bei Verwendung frischer Pflanzenteile verkürzt sich die Ziehzeit um die Hälfte.

Kraut und Früchte: Wenn von *-kraut* die Rede ist, bezeichnet dies den gesamten oberirdischen Teil einer Pflanze samt Blüten, Blättern und Stängel. *Früchte* sind meist gleichzusetzen mit Samen, z. B. bei Fenchel.

Für **Teezubereitungen** eignen sich große Teefilter aus Papier oder große Tassensiebe. Bitte verwenden Sie keine Tee-Eier – diese lassen den Pflanzen zu wenig Raum zum Aufquellen und verringern dadurch die Abgabe der Wirkstoffe an das Wasser.

Süßen: Zubereitungen zur innerlichen Einnahme können mit 1 TL Honig gesüßt werden, sofern sie nicht wärmer als mundwarm sind, also unter 40°C.

Vielseitig: Teezubereitungen können auch als Umschlag, Waschung oder Badezusatz verwendet werden.

Wildpflanzen selber sammeln: Das sollten Sie beachten

- Pflücken Sie nur Pflanzen, die Sie mit Sicherheit erkennen. Eine gute Hilfe bieten dazu Pflanzenbestimmungsbücher mit möglichen Doppelgängern.
- Ernten Sie nicht in belasteten Gebieten wie an Straßenrändern, beliebten Hundeplätzen oder in gedüngten Parkanlagen.
- Verwenden Sie Körbe oder Stofftaschen zum Transport der frischen Pflanzen. In Kunststoffbehältern fangen die Pflanzen an zu schwitzen. Dies erhöht die Gefahr von Fäulnis und Schimmelbildung.
- Sammeln Sie nur an trockenen Tagen, am besten am späten Vormittag oder am Nachmittag.
- Bitte nehmen Sie nur so viel, wie Sie tatsächlich benötigen. Denn es gilt die goldene Regel für nachhaltiges Sammeln: ⅓ für den eigenen Bedarf, ⅓ für die Wildtiere und Insekten, ⅓ für die Wiederaussaat und das Fortbestehen der Pflanze.
- Sollte Ihr Vorrat zu Ende gehen, bekommen Sie in einer Apotheke oder Kräuterdrogerie Nachschub.

Kräuter trocknen

Trocknen Sie Heilkräuter locker auf ein Küchentuch aufgelegt im Schatten. Sobald sie bei Berührung rascheln, können sie in dunklen Schraubgläsern oder Dosen aufbewahrt werden.

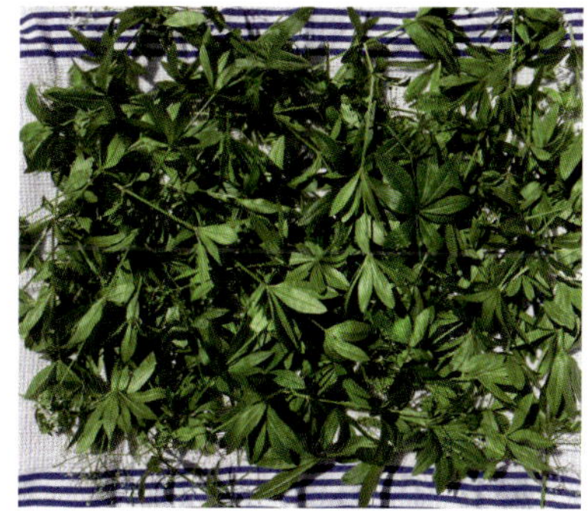

Tinkturen selbst ansetzen

Wer nicht gerne Tee trinkt oder wem die Teezubereitung zu zeitaufwendig ist, der kann sich gut mit Tinkturen helfen. Hier handelt es sich um einzelne Pflanzen oder Mischungen, die in hochprozentigem Alkohol angesetzt und meist in Tropfenform eingenommen werden.

Sie benötigen

- mindestens 40%igen Alkohol
- Schraubglas oder -flasche mit weitem Hals (ich nehme gerne in Soda ausgekochte kleine oder große Milchflaschen)
- Schneidebrett und Messer oder Mörser
- feines Sieb oder Teefilter
- farbige Tropf- oder Pipettenfläschchen

Wenn nicht anders angegeben, beträgt das Verhältnis Pflanzenteile zu Alkohol 1:5. Harte Pflanzenteile wie z. B. Samen, Rinden oder Stängel mörsere ich, das erleichtert das Ausziehen der wirksamen Inhaltsstoffe. Manche Früchte, wie die des Weißdorns, nur mit der Hand anquetschen. Pflanzenteile in ein Schraubglas geben und mit Alkohol auffüllen. An einem gleichmäßig warmen Ort stehen lassen (keine direkte Sonne) und mehrmals schütteln. Nach 6 Wochen durch einen Teefilter oder ein feines Sieb in eine gut verschließbare, farbige Flasche abfiltern. Vor Gebrauch nochmals 1 Woche setzen lassen. Kühl und dunkel gelagert, kann man die Tinktur ca. 2 Jahre verwenden, dann verringert sich der Wirkstoffgehalt.

Anwendung:

Tinkturen können verdünnt in etwas Wasser eingenommen werden. Die Tinktur sollte kurz im Mund verbleiben, bevor sie geschluckt wird, da viele Inhaltsstoffe bereits über die Mundschleimhaut aufgenommen werden.

Tipp: Als Alternative zu alkoholischen Essenzen finden sich in diesem Buch weitere Möglichkeiten, Pflanzenauszüge herzustellen, wie z. B. Oxymel (Seite 32), Sirup oder Shrub (Seite 129/130). Beachten Sie bitte die begrenzte Haltbarkeit antialkoholischer Alternativen.

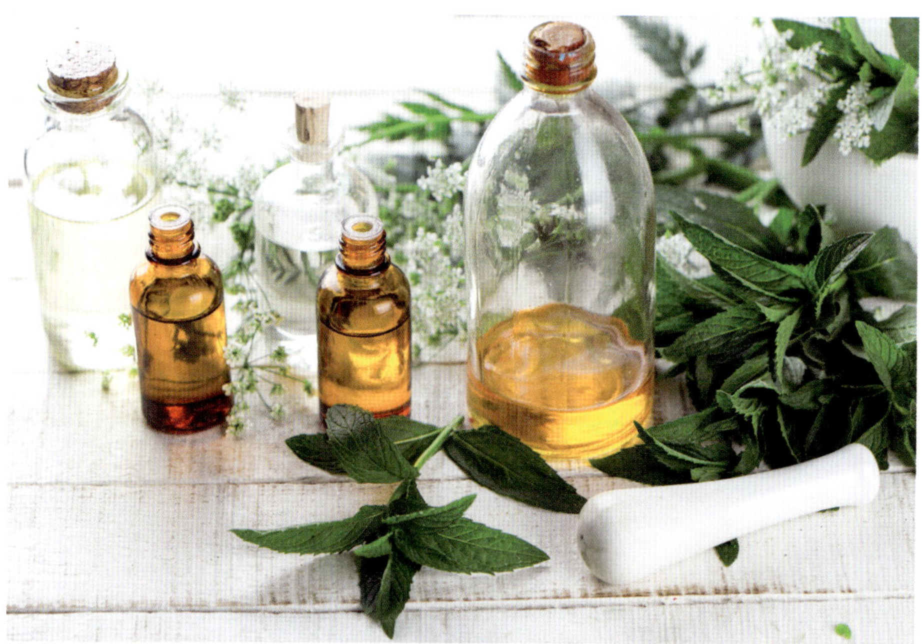

Aromatherapie – Therapie mit allen Sinnen

Zu den wirksamen Inhaltsstoffen der Kräuter gehören auch die ätherischen Öle. Diese flüchtigen Duftkomponenten setzt die Pflanze ein, um sich gegen Krankheiten und Schädlinge zu schützen. Und sie lockt damit Insekten an, die durch Bestäubung die Vermehrung der Pflanzen unterstützen. Auch wir Menschen reagieren auf diese Aromen. Da sie emotionalen Verknüpfungen im limbischen System des Gehirns unterliegen, unterstützen viele dieser Wohlgerüche unsere Psyche. Darüber hinaus ist die desinfizierende und antiparasitäre Wirkung vieler ätherischer Öle bereits wissenschaftlich erforscht.

Ätherische Öle eignen sich vor allem für die äußerliche Anwendung. Ich verzichte bewusst auf eine Angabe von Rezepten und Mischungen, da Düfte persönlichen Vorlieben unterliegen. Sie können die Öle einzeln verwenden oder sie mit anderen als angenehm empfundenen Duftkomponenten mischen. Lassen Sie Ihre Nase entscheiden!

Ätherische Öle einfach in den Alltag integrieren

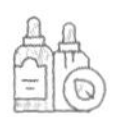

Hydrolat

Hydrolate bilden eine sanfte, anwendungsfreundliche Form der Aromatherapie und können auch innerlich angewendet werden.

Sie bestehen aus dem Kondenswasser, welches bei der Destillation von ätherischen Ölen als Nebenprodukt gewonnen wird. Während das ätherische Öl die fettlöslichen Pflanzeninhaltsstoffe beinhaltet, finden sich im Hydrolat die wasserlöslichen, ebenso duftenden Komponenten.

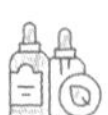

Massage- und Pflegeöl

Unverdünnt angewendet, können ätherische Öle starke Hautreizungen verursachen. Daher werden sie mit einem fetten Trägeröl gemischt, welches auf die individuelle Hautstruktur angepasst ist.

- 1 EL Trägeröl (z. B. fettes Johanniskrautöl, Mandel-, Weizenkeim-, Aprikosenkernöl, extra natives Olivenöl) + 1–2 Tr. ätherisches Öl

oder

- 50 ml Trägeröl + 10 Tr. ätherisches Öl (bei Verwendung von einer Duftkomponente) oder 1–2 Tr. pro ätherischem Öl (bei Verwendung mehrerer Duftkomponenten)

Vorzugsweise auf die duschfeuchte Haut auftragen.

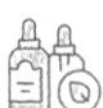

Duftlampe und Vernebler

5–10 Tr. ätherisches Öl/Ölkomposition in Wasser, bei Bedarf Wasser nachfüllen, um zu verdünnen.

Vorsicht bei Duftlampen: Immer Wasser nachfüllen, damit die Öle nicht anbrennen.

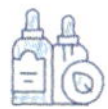

Vollbad oder Teilbad

Ätherische Öle benötigen einen Emulgator, damit sie sich im Wasser verteilen. Sie werden entsprechend gemischt mit:

- Emulgator Obers/Sahne oder Milch: 5 Tr. ätherisches Öl mit 100 ml Sahne oder Milch verrühren, anschließend im Badewasser verteilen.
- Emulgator Salz: 5 Tr. ätherisches Öl mit 3 EL Meersalz vermischen, Salz-Öl-Mischung im Badewasser auflösen.

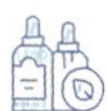

Roll-on

Zutaten:

10 ml Trägeröl
5 Tr. ätherisches Öl/Ölkomposition

Zubereitung:

Öle in eine Roll-on-Flasche (10 ml) füllen und vor Gebrauch schütteln. Bei Bedarf auf Stirn, Schläfen und Handgelenke auftragen.

Wenn der Roll-on zu flüssig erscheint, noch eine Messerspitze Kartoffelstärke oder Guarkernmehl zufügen und gut schütteln.

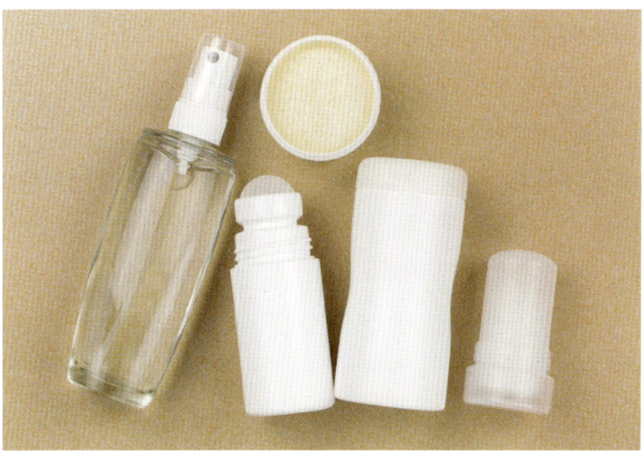

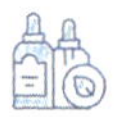

Spray

Zutaten:

½ TL Salz
10 Tr. ätherisches Öl/Ölkomposition
30-ml-Sprühflasche
Abgekochtes Wasser

Zubereitung:

Salz in die Sprühflasche füllen, Öl darauftropfen. Mit ausgekühltem abgekochtem Wasser auffüllen, vor Gebrauch schütteln. Bei Bedarf aufsprühen oder den Raum beduften. Am besten im Kühlschrank lagern und innerhalb eines Monats verbrauchen.

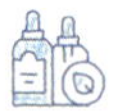

Kompresse

5 Tr. ätherisches Öl/Ölkomposition in warmes Wasser tropfen. Einen Waschlappen in diesem Wasser tränken und gut auswringen. Auf Gesicht oder Brust legen.

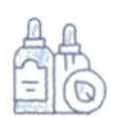

Schlaftüchlein

3 Tr. ätherisches Öl auf ein Stofftüchlein (z. B. ein hübsches Taschentuch, das bei 60 °C gewaschen werden kann) träufeln, beim Schlafen auf das Kopfkissen legen.

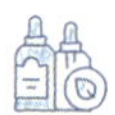

Inhalation

5–10 Tr. ätherisches Öl/Ölkomposition auf 1 EL Meersalz geben. 300 ml sehr heißes (nicht kochendes) Wasser in einen Topf leeren und die Salz-Öl-Mischung darin auflösen. Gesicht in sicherem Abstand zum heißen Dampf darüber halten und Dämpfe tief durch Nase und Mund einatmen. Intensiver wird die Anwendung, wenn Sie unter einem großen Handtuch – wie in einem Zelt – inhalieren.

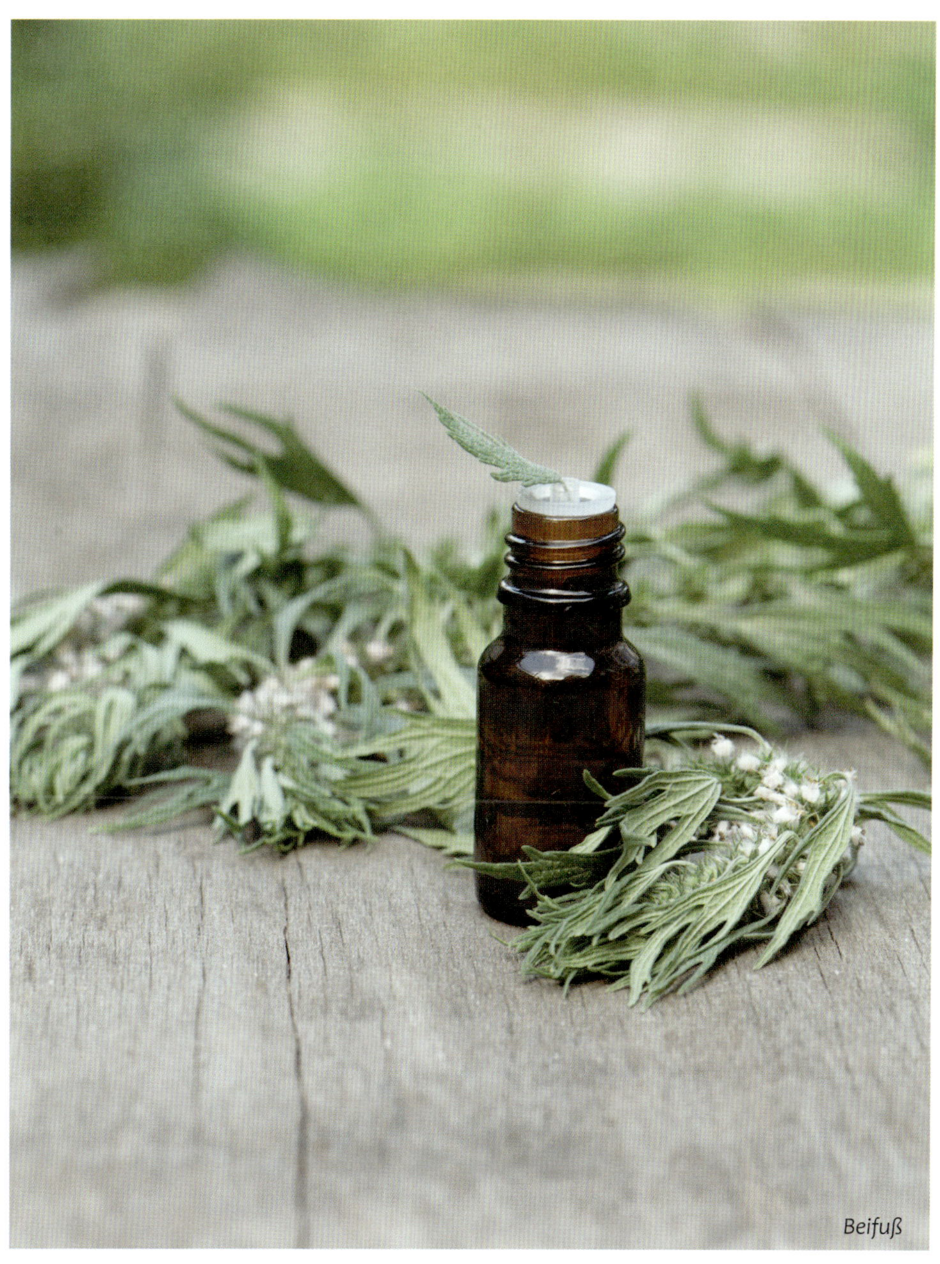

Beifuß

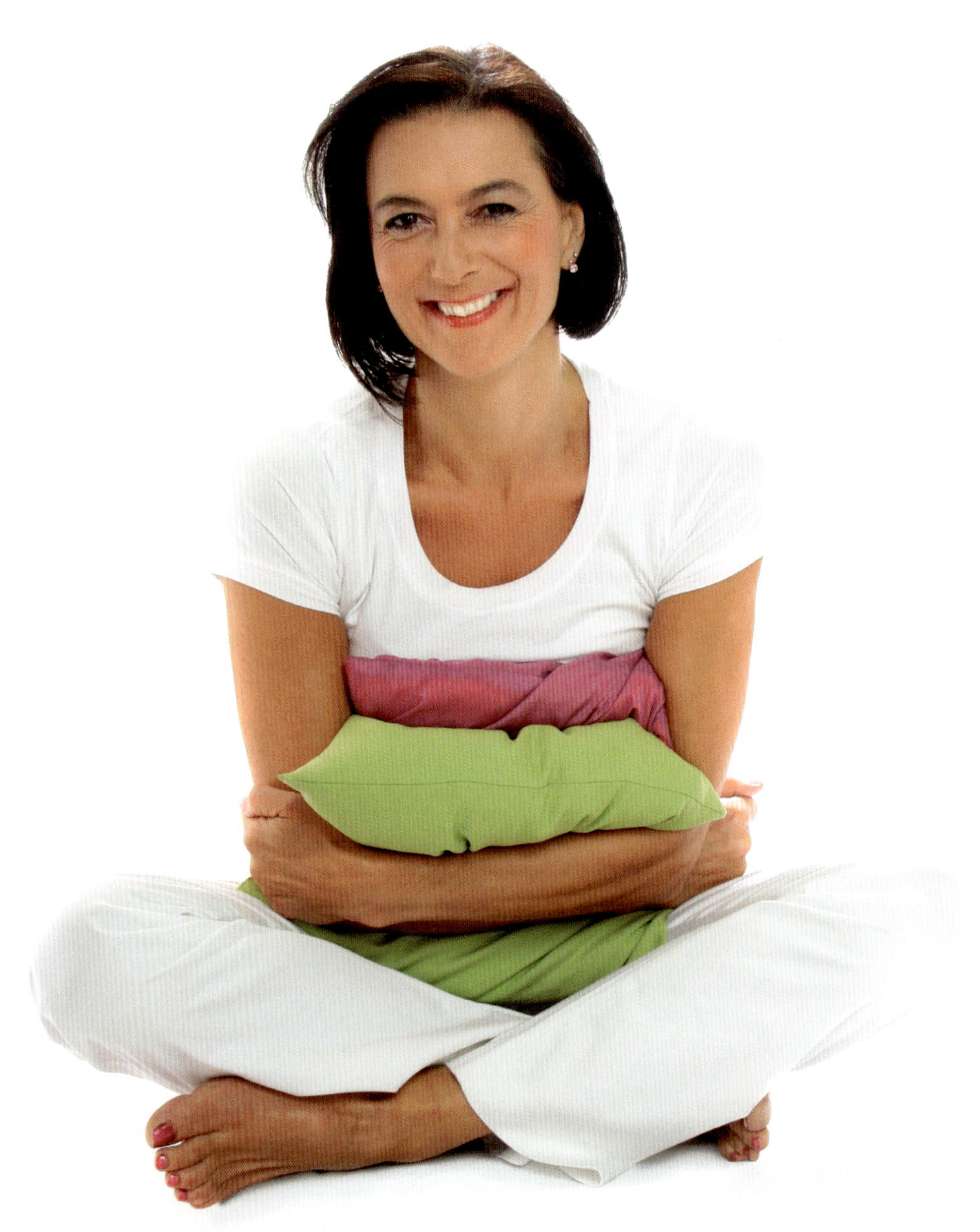

Hormongesteuert

Hormone sind Botenstoffe und bilden das Informationsnetzwerk unseres Körpers. Drüsen wie z. B. Schilddrüse, Nebenniere und Bauchspeicheldrüse oder Eierstöcke und Hoden geben diese Stoffe ins Blut oder in die nähere Umgebung ab. So gelangen sie zu ihren Zielzellen, über welche sie verschiedene Organfunktionen und Stoffwechselvorgänge starten und regulieren. Obwohl Hormone in unserem Körper nur in sehr kleinen Mengen nachweisbar sind, steuern sie dennoch z. B. Blutdruck und Körpertemperatur, Wachstum, Knochendichte, Verdauung oder Sexualität und Fruchtbarkeit.

Die Hormonproduktion des Körpers folgt einem Regelkreis: In unserem Gehirn wird laufend der Hormonspiegel im Blut gemessen. Daraufhin wird die Ausschüttung des Hormons – je nach Bedarf – aktiviert oder gehemmt.

Die wichtigsten weiblichen Sexualhormone sind Östrogene und Progesteron. Diese Hormone haben nicht nur Auswirkungen auf Zyklus und Schwangerschaft, sondern sind an der Steuerung vieler anderer Stoffwechselvorgänge im Körper beteiligt, woher vermutlich die Vielfalt der Symptome in hormonellen Umstellungsphasen rührt.

Östrogene

Was wir gemeinhin als „das Östrogen“ bezeichnen, ist in Wahrheit eine Gruppe von Hormonen. Östradiol, Östron und Östriol sind die für den weiblichen Zyklus wichtigen Mitspieler, daher verwende ich sie zusammenfassend unter dem Begriff Östrogene. Hergestellt werden sie überwiegend in den Eierstöcken, in der Nebennierenrinde und in Teilen des Fettgewebes.

Östrogene machen uns Frauen fruchtbar, geben uns unsere typisch weibliche Gestalt und sorgen dafür, dass die Schleimhäute (auch jene in den Gelenken) gut befeuchtet sind.

Östrogene sind übrigens beim Mann an der Reifung der Spermienzellen beteiligt.

Progesteron

Progesteron, auch Gelbkörperhormon genannt, bereitet die Gebärmutter auf die Einnistung einer befruchteten Eizelle vor, um eine erfolgreiche Schwangerschaft sicherzustellen. Auf die Psyche wirkt es angstlösend und schlaffördernd. Des Weiteren ist Progesteron der Gegenspieler der Östrogenproduktion und hält sie somit in Schach.

Wenn die Hormone tanzen

Die zentralen Ereignisse im hormonellen Leben einer Frau sind

- die Menarche (die erste Monatsblutung des Mädchens),
- die Schwangerschaft und
- die Menopause (die letzte spontane Monatsblutung einer Frau).

Mit der Menarche tritt eine junge Frau in ihre reproduktive Phase ein, sie kann ab diesem Zeitpunkt Kinder bekommen. Ab jetzt beginnt auch die vermehrte Produktion von Sexualhormonen in den Eierstöcken.

Die Menopause setzt mit dem signifikant sinkenden Spiegel der Sexualhormone den Endpunkt für unsere Fruchtbarkeit. Erste Symptome dafür zeigen sich jedoch bis zu 10 Jahre vor der Menopause und hören damit auch nicht schlagartig auf.

Veränderung der Hormonsituation in der Peri- und Postmenopause

Die Perimenopause kündigt sich durch Schwankungen der Blutungsstärke und der Zykluslänge an (mehr als 7 Tage). Der Progesteronspiegel bleibt nun niedrig, sodass eine Östrogendominanz herrscht, wie beim prämenstruellen Syndrom (PMS). Entsprechend zeigen sich in dieser Zeit auch vermehrte Stimmungsschwankungen, Müdigkeit oder Brustspannen.

In der späten Perimenopause pausieren Eisprung und Monatsblutungen immer öfter, bis sie gänzlich aufhören. Nach 12 Monaten ohne Menstruation spricht man von Postmenopause.

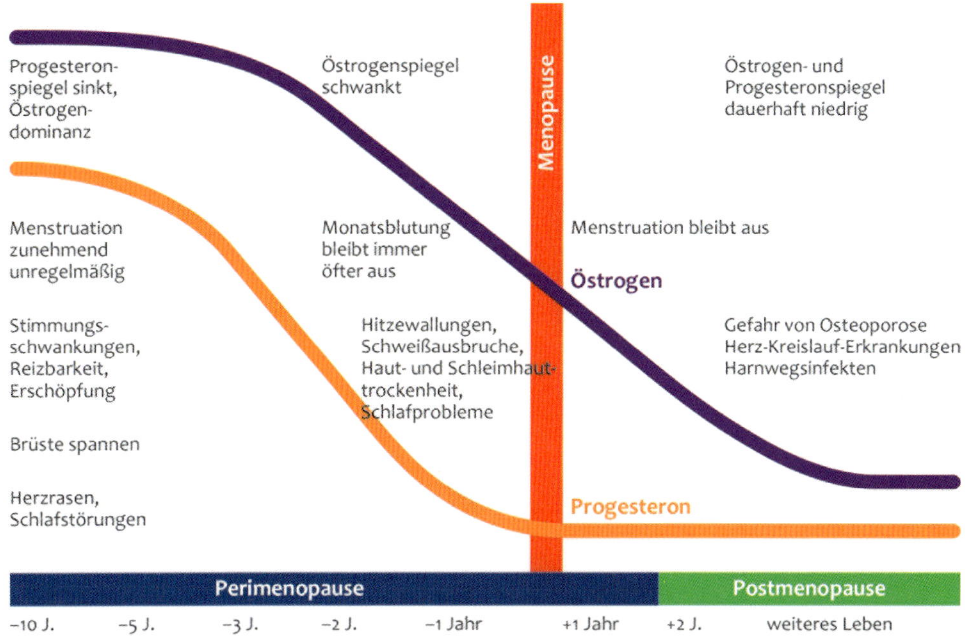

Die Monatsblutung bleibt nun dauerhaft aus, Gebärmutter und Eierstöcke bilden sich zurück. Nun herrscht ein Mangel sowohl an Progesteron als auch an Östrogenen. In dieser Phase kommt es zu den typischen Wechseljahresbeschwerden wie Hitzewallungen, Schlafstörungen, Veränderungen an Haut und Haaren sowie Herz-Kreislauf-Beschwerden.

Nach einer Gebärmutterentfernung oder Entfernung beider Eierstöcke setzt das Klimakterium früher ein. Im Schnitt zwei Jahre früher erleben auch starke Raucherinnen und Diabetikerinnen die Menopause. Eventuell auftretende Beschwerden können natürlich auch in diesem Fall mit dem Erfahrungsschatz der TEM behandelt werden.

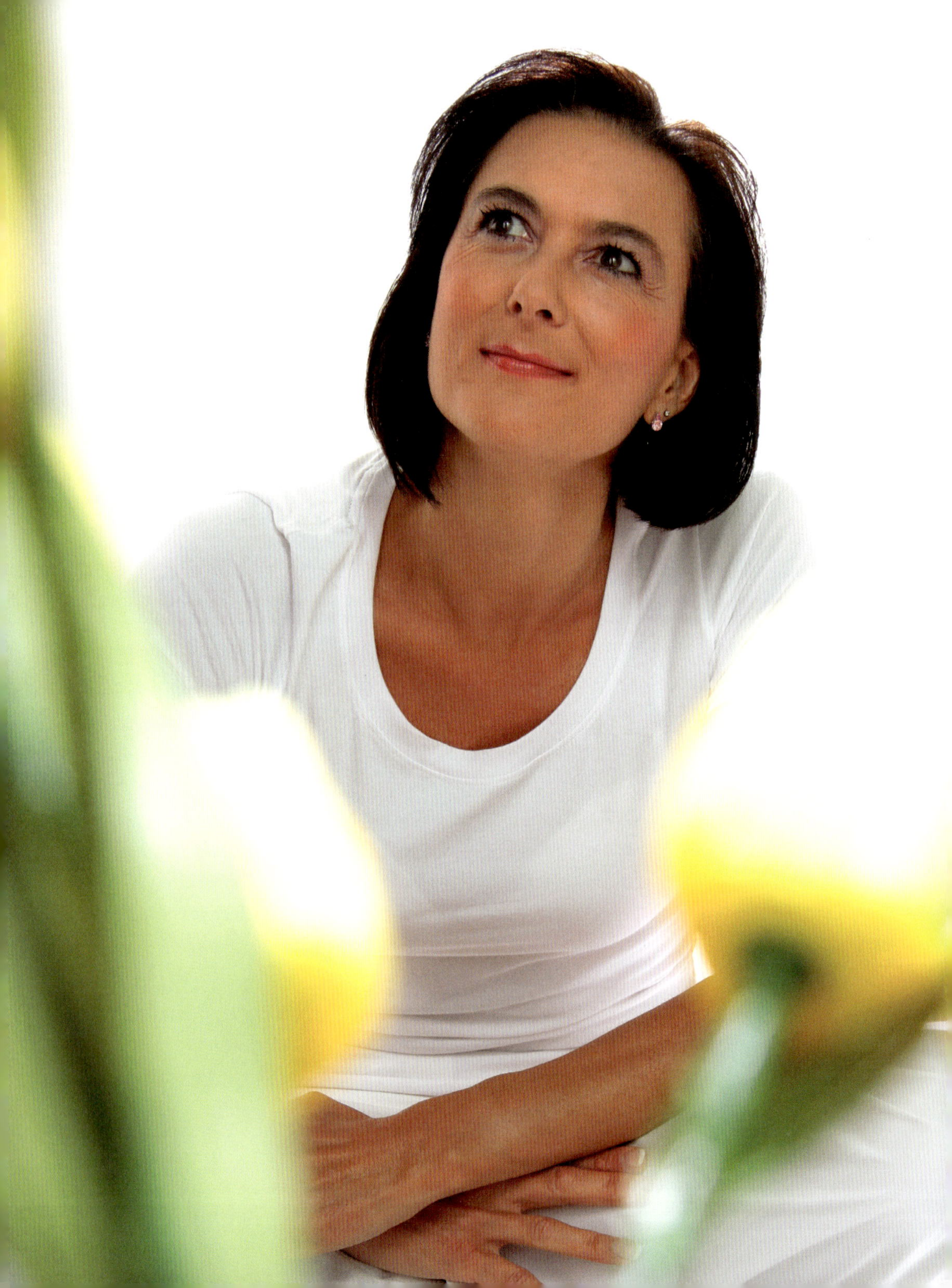

Pflanzliche Hormone und Hormontherapie

Die Wechseljahre sind keine Krankheit, sondern eine Phase der hormonellen Umstellung im Körper. Genau wie Pubertät und Schwangerschaft können sie weitgehend beschwerdefrei verlaufen. Ca. ein Drittel aller Frauen erlebt diese Transformation weitgehend ohne Einschränkungen.

Ausgewogene Ernährung, regelmäßige Bewegung und Erholungspausen zur Stressreduktion helfen nachweislich, um fit durch das Klimakterium zu kommen. Wenn doch Beschwerden auftreten, hält die Traditionelle Europäische Medizin eine Vielzahl von Mitteln bereit, um diese symptomatisch zu behandeln und zu lindern. Sogar hormonell wirksame Pflanzen, deren Anwendung nicht die Nebenwirkungen der im Labor hergestellten Hormone aufweist, bietet die TEM.

Dennoch sollten begleitend eine regelmäßige Kontrolle der Blutwerte sowie regelmäßige Vorsorgeuntersuchungen durch Fachärzt:innen erfolgen, um systemische Dysbalancen des Organismus, aber auch z. B. Tumorgeschehen frühzeitig abklären zu können.

Ein Drittel der Frauen benötigt in der Peri- und Postmenopause Hilfestellung durch pharmazeutische Hormonpräparate, die transdermal als Creme oder innerlich angewendet werden. Diese Behandlungsform bedarf ärztlicher Aufsicht und Aufklärung.

Pflanzliche Hormone

Viele Symptome des Klimakteriums können vermieden oder abgeschwächt werden, wenn begleitend zur Behandlung von Beschwerden und sogar schon prophylaktisch Pflanzen angewendet werden, die progesteron- oder östrogenähnlich wirken. Sie sind den körpereigenen Hormonen sogar so ähnlich, dass sie an unsere Progesteron- und Östrogenrezeptoren andocken können. Ganze Pflanzen als Tee, Tinktur oder als

Nahrungsbestandteil enthalten über die hormonähnlichen Substanzen hinaus noch eine Vielzahl unterschiedlicher Wirkstoffe, die sich gegenseitig abgleichen und damit den Hormonhaushalt regulieren. Somit sind sie gut geeignet, um auch langfristig in den Alltag eingebaut zu werden.

Vorgefertigte Präparate aus der Apotheke haben einen standardisierten, höher konzentrierten Wirkstoffgehalt und sind als Dragees, Kapseln oder Cremes unkompliziert in der Anwendung. Lassen Sie sich von Ihrer Ärztin oder Ihrem Apotheker beraten.

Progesteronmangel

In den frühen Wechseljahren macht den Betroffenen der schleichende Progesteronmangel, einhergehend mit einer Östrogendominanz, zu schaffen. Progesteronähnliche Pflanzen sollten über mehrere Zyklen angewendet werden.

Viele Pflanzen haben eine progesteronähnliche Wirkung oder regen die Bildung von Progesteron an:

- Bockshornklee
- Frauenmantel
- Schafgarbe
- Leinsamen

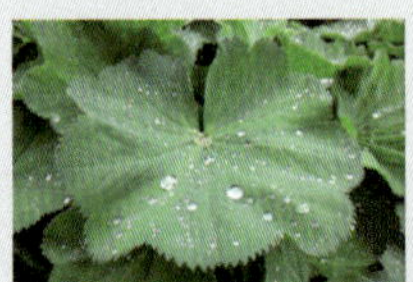

Frauenmantel

- Mönchspfeffer
- Beifuß
- Nachtkerze
- Steinklee
- Yamswurzel

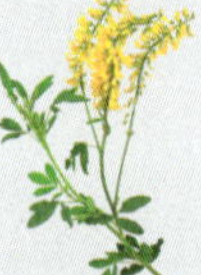

Steinklee

Besonders schnell wirkt das Diosgenin der Yamswurzel, welches u. a. auch im heimischen Steinklee zu finden ist. Hier muss die empfohlene Dosierung genau eingehalten werden.

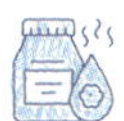

Nuss-Snack

Wenn Sie der Heißhunger auf Süßes überfällt, versuchen Sie es doch mit diesen Powerbällchen. Sie wirken ausgleichend auf den Hormonhaushalt, enthalten wertvolle Öle für eine strahlend schöne Haut und spenden Energie. Ganz nebenbei schmecken sie so köstlich, dass meine Familie einfach mitsnackt …

Zutaten:

100 g gemischte Nüsse (z. B. Walnüsse, Haselnüsse, Mandeln, Sonnenblumen- oder Kürbiskerne – je nachdem, was gerade im Haus ist)
80 g Leinsamen
20 g Sesam
50 g getrocknete Marillen/ Aprikosen oder Zwetschgen/ Pflaumen
½ TL Zimt, Kardamom, Kurkuma oder Vanille (je nach Vorliebe)
20 ml Nachtkerzenöl
6 EL Honig

Zubereitung:

Nüsse hacken und in einer Pfanne ohne Öl vorsichtig anrösten, bis sie einen guten Duft verströmen. Leinsamen und Sesam kurz im Mixer schroten. Trockenfrüchte fein hacken. Alle Zutaten in eine Schüssel geben und mit sauberen Händen Honig sowie Nachtkerzenöl einkneten. Aus der Masse kleine Bällchen formen und nebeneinander in einer verschließbaren Vorratsdose einen Tag im Kühlschrank trocknen lassen. Im Kühlschrank lagern.

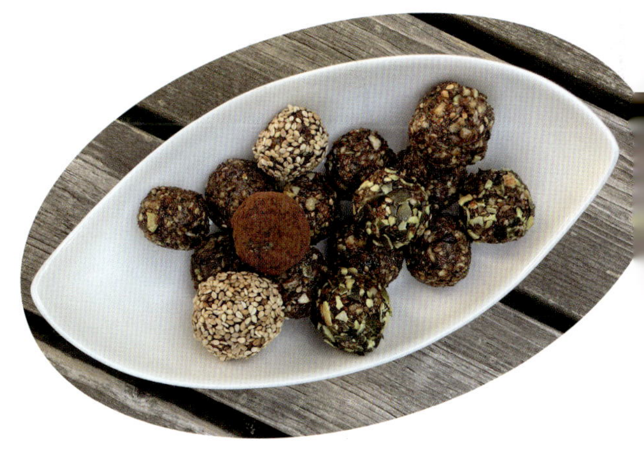

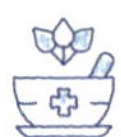

Pflegeöl für die Perimenopause

Zutaten:

80 ml Johanniskraut- oder Nachtkerzenöl
20 ml Beifuß- oder Frauenmanteltinktur
5 Tr. ätherische Öle, z. B. Muskatellersalbei, Sandelholz, Geranie, Rose
1 sauberes 100-ml-Fläschchen

Zubereitung:

Alle Zutaten in das Fläschchen füllen. Gut schütteln und nach dem Duschen oder Baden in die noch feuchte Haut einmassieren.

Östrogenmangel

Östrogenmangel zeichnet überwiegend für die Begleiterscheinungen der Menopause und Postmenopause verantwortlich. Östrogenartig wirkende Pflanzeninhaltsstoffe, sogenannte *Phytoöstrogene,* sind u. a. als Isoflavone, Lignane und Stilbene bekannt. Besondere Bedeutung kommt ihnen in der Osteoporose-Prophylaxe zu.

Östrogenähnlich wirkende Pflanzen sind

- Traubensilberkerze
- Rapontik-Rhabarber
- Rotklee
- Hopfen
- Nachtkerze
- Engelwurz
- Baldrian
- Anis
- Basilikum
- Brennnessel
- Fenchel
- Hirtentäschel
- Löwenzahn
- Johanniskraut
- Thymian
- Ackerschachtelhalm
- Salbei
- Weinraute

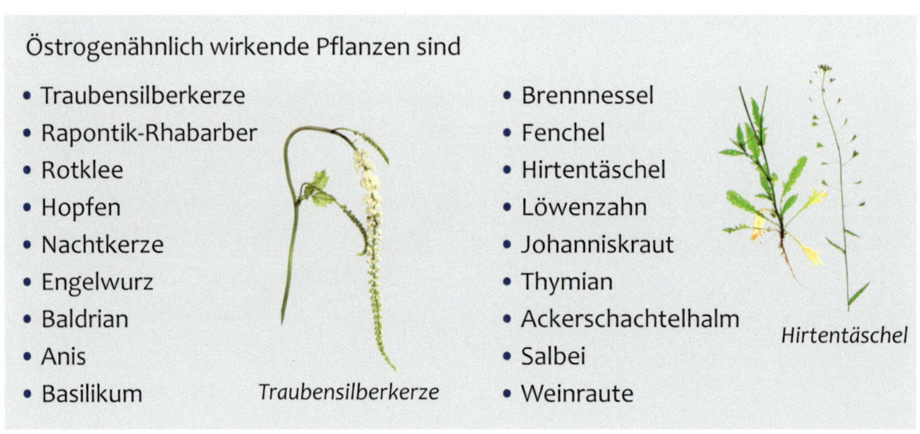

Traubensilberkerze

Hirtentäschel

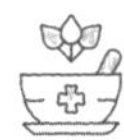

Hopfentrunk

Eine Flasche alkoholfreies Bier jeden Abend entspannt durch B-Vitamine und enthält Phytoöstrogene des Hopfens. Greifen Sie lieber zur alkoholfreien Variante, da Alkohol die Leber über mehrere Stunden hinweg beschäftigt und dadurch den Schlaf stört.

Lebensmittel, die reich an Phytoöstrogenen sind

- Soja
- Granatapfel
- Bier
- Leinsamen
- Samen und Nüsse
- ballaststoffreiche Nahrungsmittel (z. B. Obst, Gemüse, Pilze, Vollkornprodukte)
- Hülsenfrüchte

Hormonregulierende Pflanzen

Einige Pflanzen haben sowohl progesteron- als auch östrogenähnliche Inhaltsstoffe und wirken daher nach Bedarf hormonausgleichend:

- Nachtkerze
- Schafgarbe
- Beifuß
- Leinsamen
- Hirschzungenfarn

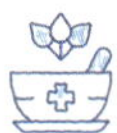

Helferlein in den Wechseljahren

Diese Tropfen sind ein verlässlicher Partner für die Wechseljahre. Sie tragen dazu bei, den Hormonhaushalt auszubalancieren, unterstützen Leber und Verdauung, helfen beim Einschlafen und stärken die Nerven. Damit Sie gut durch ungemütlichere Phasen kommen.

Zutaten:

40 ml Traubensilberkerzen-tinktur
20 ml Hopfentinktur
20 ml Schafgarbentinktur
10 ml Baldriantinktur
10 ml Johanniskrauttinktur

Zubereitung:

Am besten in der Apotheke oder Kräuterdrogerie anmischen lassen.

Bei Bedarf und 2–3-mal täglich zwischen den Mahlzeiten 10–20 Tropfen pur oder in ein wenig Wasser einnehmen.

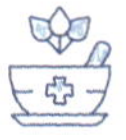

Unterstützende Teemischung

Zutaten:

20 g Melissenblätter
20 g Beifußkraut
20 g Frauenmantelkraut
20 g Johanniskraut
10 g Hopfenzapfen
5 g Fenchelsamen, zerstoßen
5 g Anissamen, zerstoßen
250 ml Wasser

Zubereitung:

3–4 TL der Mischung in kaltem Wasser ansetzen, zum Kochen bringen und 5 Minuten lang sanft kochen. Zugedeckt 10 Minuten ziehen lassen, abseihen.

2–3-mal täglich eine Tasse trinken.

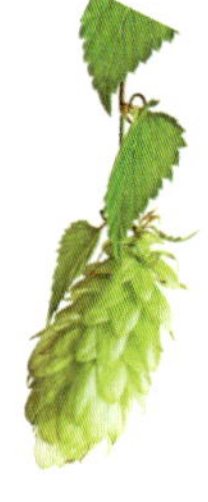

Hopfen

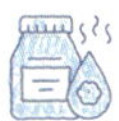

Frühstückscreme nach Dr. Budwig

Mein perfekter Start in den Tag. Dieses Müsli versorgt mich bis in den frühen Nachmittag mit Energie und wichtigen Nährstoffen für Gehirn, Haut, Knochen, Muskeln und Gelenke.

Die Samen und Nüsse enthalten Phytoöstrogene. Leinsamen beruhigen darüber hinaus die Schleimhäute im Mund und im Verdauungstrakt. Die mehrfach ungesättigten Fettsäuren bremsen Entzündungsprozesse im Körper. Der Topfen/Quark sorgt für eine optimale Aufnahme der Fettsäuren in den Körper und liefert wertvolles Kalzium für die Knochen. Vitamin D sorgt dafür, dass Kalzium auch in die Knochen eingebaut wird. Bienenprodukte liefern wertvolle Immunstimulanzien sowie eine Vielzahl von Mikronährstoffen.

Komme ich morgens nicht zum Frühstücken, nehme ich mir einfach eine Portion mit in die Arbeit.

Zutaten:

1 EL Leinsamen, frisch geschrotet oder grob gemörsert
1 TL Sesam- oder Brennnesselsamen, grob gemörsert
1 EL Nüsse, grob gehackt
1 Apfel/Birne oder
½ Fenchelknolle (oder andere saisonale Früchte), grob geraspelt
Saft einer halben Zitrone
½ Becher Topfen/Quark
1 EL Joghurt
2 EL kaltgepresstes Leinöl
evtl. 1 TL Nachtkerzenöl
1 Tr. Vitamin-D-Öl 1000 i.E.
1–2 TL Bienenhonig, Pollen oder Bienenbrot (siehe Seite 79)

Zubereitung:

Samen mit etwas Wasser über Nacht einweichen. Am nächsten Morgen mit Topfen/Quark, Joghurt, Obst/Gemüse, Zitronensaft, Nüssen, Ölen und Bienenprodukten vermengen.

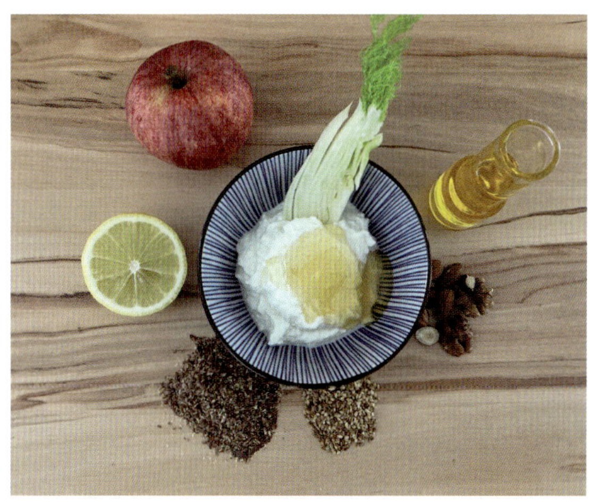

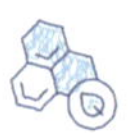

Oxymel für den Stoffwechsel

Sauerhonig oder Oxymel ist ein schmackhafter, süßsaurer Pflanzenauszug, der schon in der Antike hergestellt wurde. Dafür werden Kräuter in einer Mischung aus Honig und Essig ausgezogen und haltbar gemacht.

Sauerhonig regt Entgiftungsprozesse an und unterstützt eine basische Ernährung sowie das Immunsystem.

Zutaten:

1 Handvoll zerkleinerte Kräuter und Samen: Beifuß, Löwenzahnwurzel, Rotklee, Schafgarbe und Anis
⅔ heimischer Bienenhonig
⅓ naturtrüber Apfelessig
1 großes ausgekochtes Glas mit Schraubverschluss

Zubereitung:

Alle Zutaten im Schraubglas miteinander vermischen, luftdicht verschließen und 4 Wochen bei Zimmertemperatur (nicht in der Sonne) stehen lassen. Ab und zu schwenken, damit sich der Honig untermischt.

Durch ein feines Sieb abseihen und in ausgekochte, gut verschließbare Flaschen füllen. Dunkel gelagert ist der Sauerhonig ca. 1 Jahr haltbar.

Mit Abstand zu den Mahlzeiten täglich 3 EL pur oder mit Wasser aufgespritzt über einen längeren Zeitraum einnehmen.

Bioidente Hormone

Bei ausgeprägten Symptomen, welche die Lebensqualität beeinträchtigen, muss ein Facharzt bzw. eine Fachärztin aufgesucht werden. Er bzw. sie kann eine geeignete Hormonersatztherapie verordnen und wird diese engmaschig kontrollieren. Mittlerweile ist die Forschung einen großen Schritt vorangekommen. Heute greifen Mediziner:innen eher auf bioidente Präparate, z. B. aus dem Diosgenin der Yamswurzel und aus Soja, zurück. Die bioidenten Hormone funktionieren, anders als ihre synthetischen Vorgänger aus den 1980er- und 1990er-Jahren, gezielt nach dem Schlüssel-Schloss-Prinzip. Je ähnlicher der Schlüssel dem Schloss ist, desto müheloser öffnet er es. Dabei ist eine individuell auf die Patientin abgestimmte Dosierung möglich. Und auch die Verabreichung hat sich geändert. Die modernen bioidenten Präparate werden häufig transdermal (über die Haut) als Creme oder als Zäpfchen verabreicht, wodurch der Wirkstoff direkt ins Blut übergeht, so dass Magen-Darm-Trakt und Leber nicht belastet werden müssen.

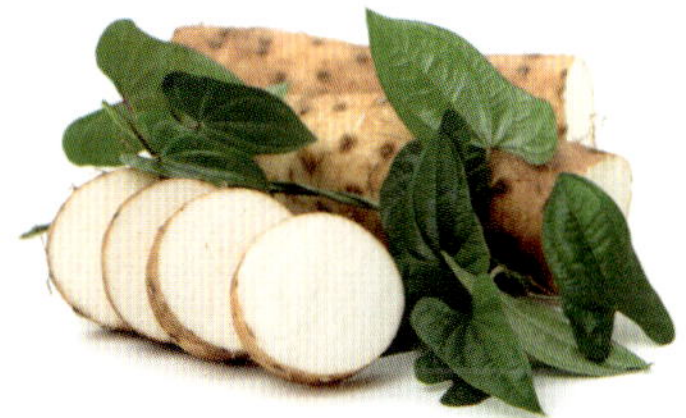

Yamswurzel

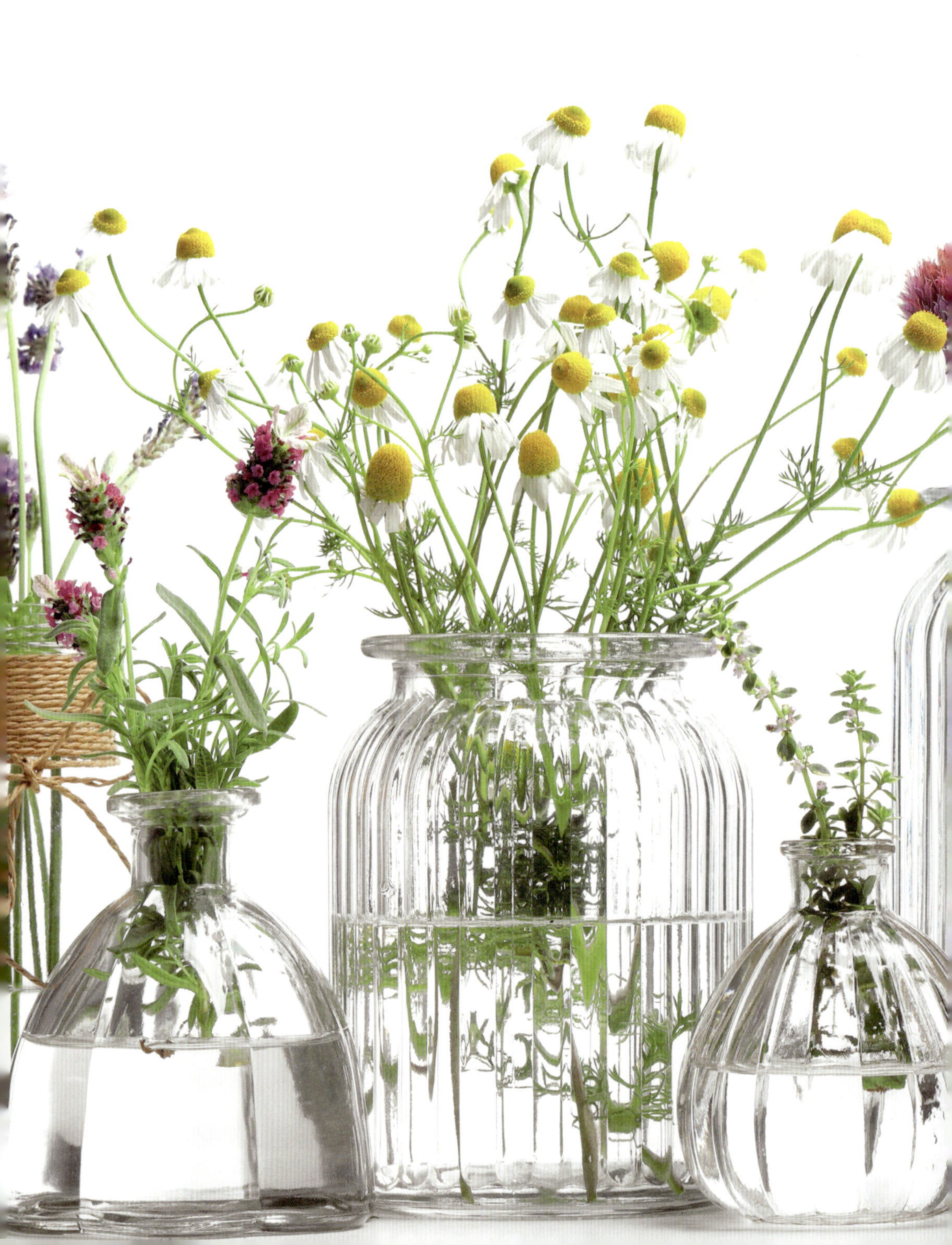

ANWENDUNGEN FÜR JEDEN BEDARF

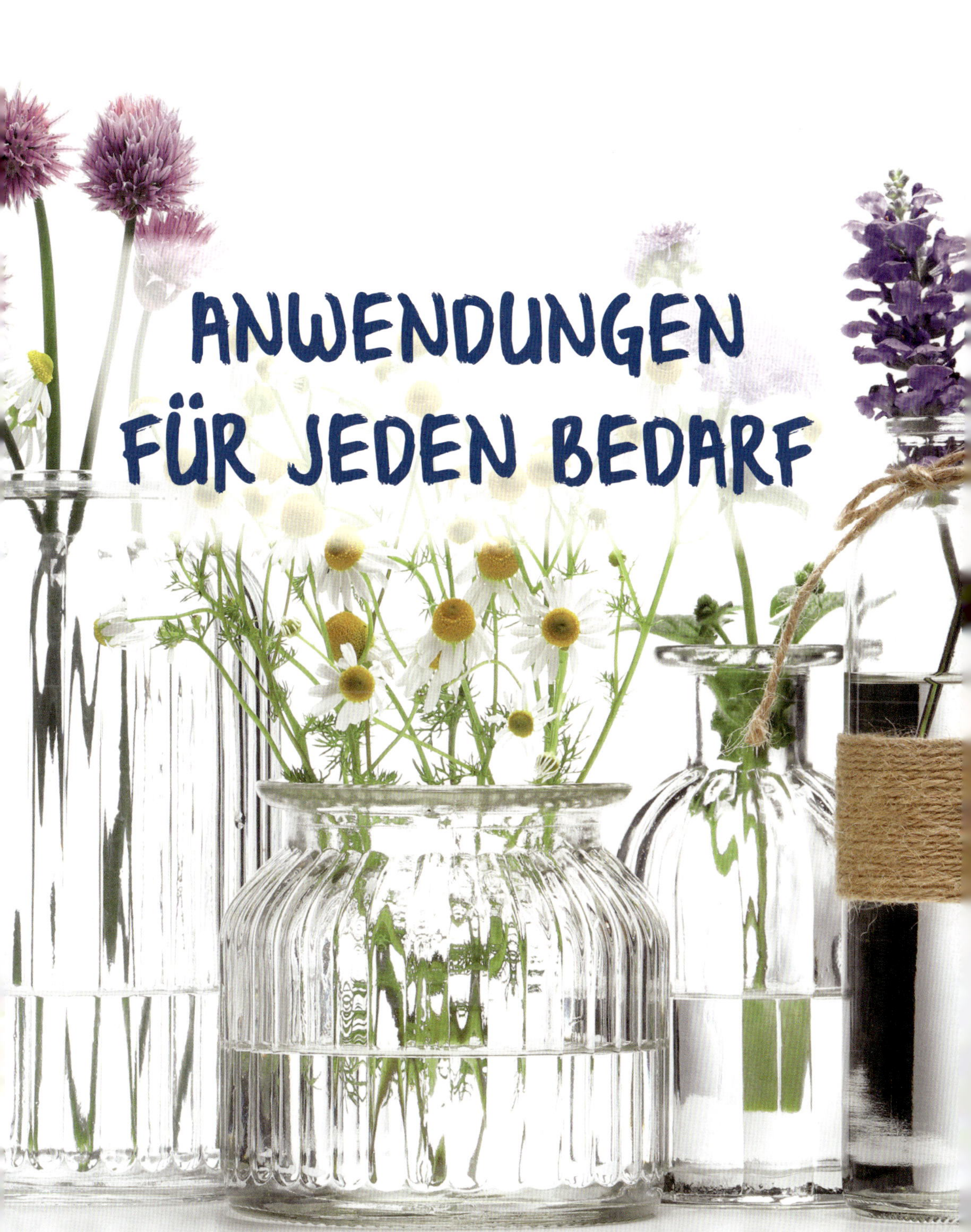

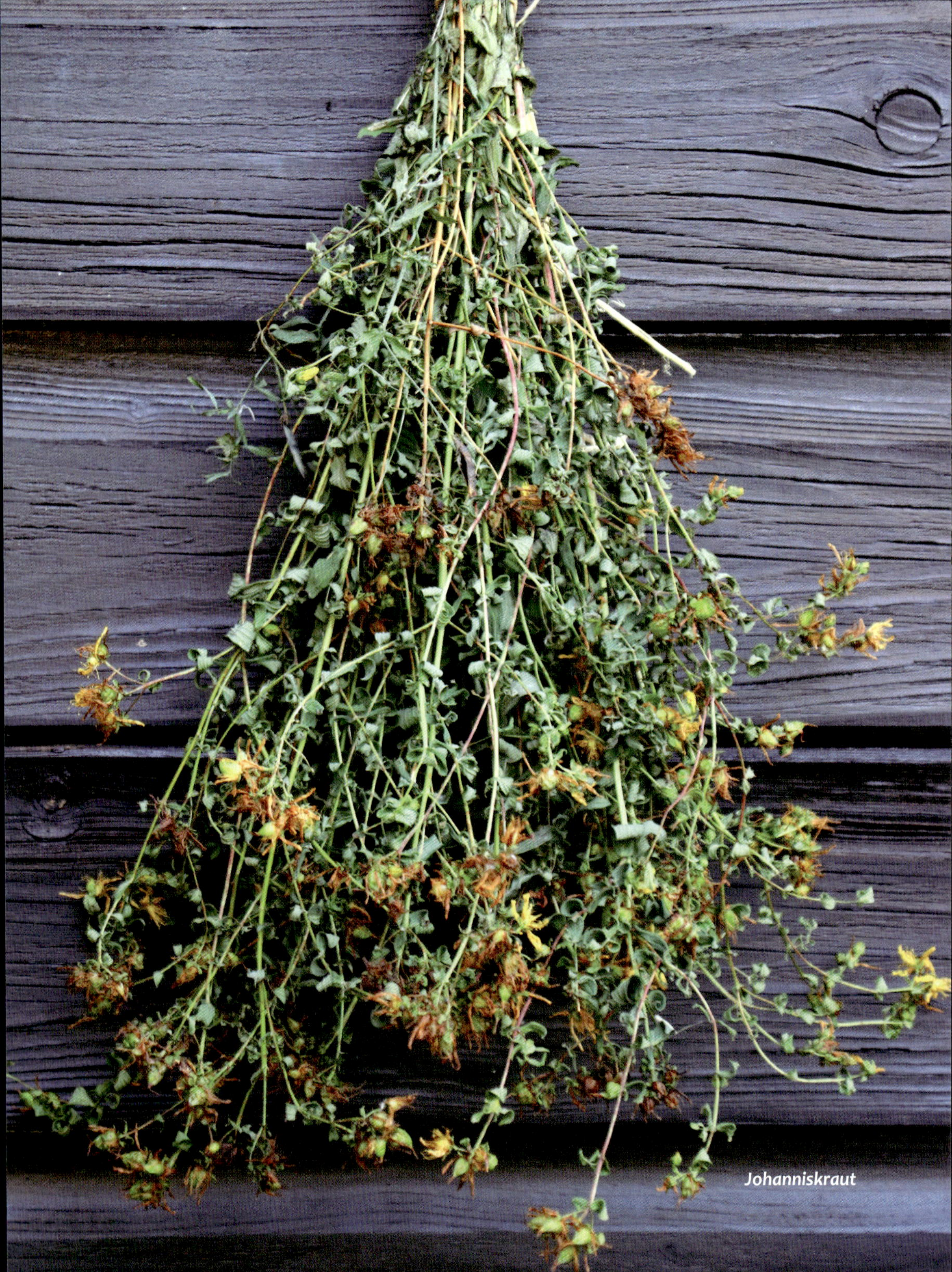

Johanniskraut

Psyche und Nerven

Progesteron stabilisiert Stimmung und Psyche. Der Rückgang dieses Hormons macht Frauen seelisch labiler, was sowohl in Stimmungsschwankungen bis hin zur Reizbarkeit als auch in Weinerlichkeit, Traurigkeit und Ängstlichkeit Ausdruck findet. Diese Symptome sind vergleichbar mit dem prämenstruellen Syndrom, welches ebenfalls durch den Abfall von Progesteron ausgelöst wird. Die Frau im Klimakterium kann sich somit über Jahre hinweg im PMS befinden.

Darüber hinaus hat eine Frau in den Wechseljahren die Mitte ihres Lebens überschritten. Die Kinder haben sich vielleicht schon von den Eltern abgenabelt und lassen die Eltern allein zurück. Dadurch muss das Leben als Paar neu definiert werden. Oftmals findet eine Rückschau statt, nicht selten mit dem Gefühl, dem Leben eine andere Richtung geben zu wollen.

Die Flut dieser Gefühle, eine Trennung vom Partner bzw. von der Partnerin, die Betreuung der eigenen Eltern oder eine berufliche Neuorientierung können Unsicherheit, Überforderung und Angst vor der Zukunft auslösen. Begleitend muss die perimenopausale Frau mit äußerlichen Veränderungen zurechtkommen, die das Alter ankündigen: schlaffere Haut, graue Haare, Falten und Gewichtszunahme. Während eine reife Frau in der asiatischen Kultur an Ansehen gewinnt, wird sie im europäischen Kulturkreis mit den genannten Veränderungen oftmals als alt und unattraktiv gesehen. Aber auch hier beobachte ich ein Umdenken. Die Medizin, die Kosmetik und das gesteigerte Gesundheitsbewusstsein geben uns die Möglichkeit, viel länger fit und jugendlich zu bleiben als früher. Unser biologisches Alter ist meist niedriger als das tatsächliche. Man kann heute so alt sein, wie man sich fühlt und wie man sich gibt.

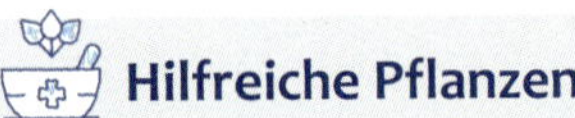

Hilfreiche Pflanzen

- Johanniskraut
- Engelwurz
- Hopfen
- Baldrian
- Melisse
- Lavendel
- Kamille
- Pfefferminze

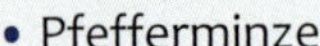

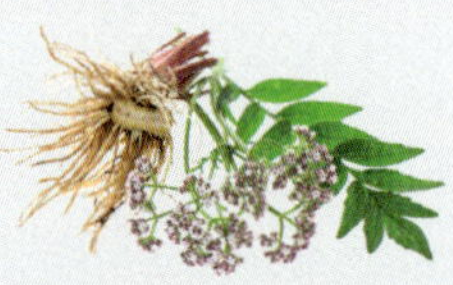

Baldrian

- Weißdorn
- Schafgarbe
- Frauenmantel
- Thymian
- Rosmarin
- Hagebutten
- Eisenkraut

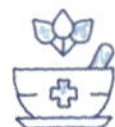

Johanniskrauttee für psychische Balance

Johanniskraut blüht strahlend gelb und hat zur Zeit der Sommersonnenwende den höchsten Wirkstoffgehalt. Die Signaturenlehre, welche unter anderem vom berühmten Renaissancearzt Paracelsus vertreten wurde, schließt vom Erscheinungsbild der Pflanze auf ihre Heilwirkung. Die Signatur des Johanniskrautes ist die Sonne mit ihrer erhellenden, stärkenden, wärmenden Kraft. Die Medizin hat die Wirkstoffe des Johanniskrautes längst entdeckt und wendet sie vor allem in Präparaten gegen leichte bis mittelschwere Depressionen an.

Depressive Phasen sind ein Teil des menschlichen Daseins. Meist dauern sie nur wenige Tage. Eine depressive Episode, die über Wochen und länger besteht und auf keine naturheilkundliche Maßnahme anspricht, muss ärztlich bzw. psychotherapeutisch behandelt werden.

Zutaten:

2 TL Johanniskraut
1 TL Kamillenblüten
150 ml Wasser

Zubereitung:

Kräuter mit kochendem Wasser übergießen, 10 Minuten zugedeckt ziehen lassen.

2–3 Tassen täglich über mehrere Wochen trinken, da eine spürbare Wirkung frühestens nach 3 Wochen eintritt, bei regelmäßiger Anwendung aber anhält.

Achtung: Johanniskraut kann die Wirkung einiger Medikamente beeinträchtigen. Fragen Sie Ihren Arzt oder Ihre Apothekerin, wenn Sie beispielsweise dauerhaft Hormone nehmen.

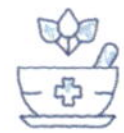

Johanniskrauttinktur selbst gemacht

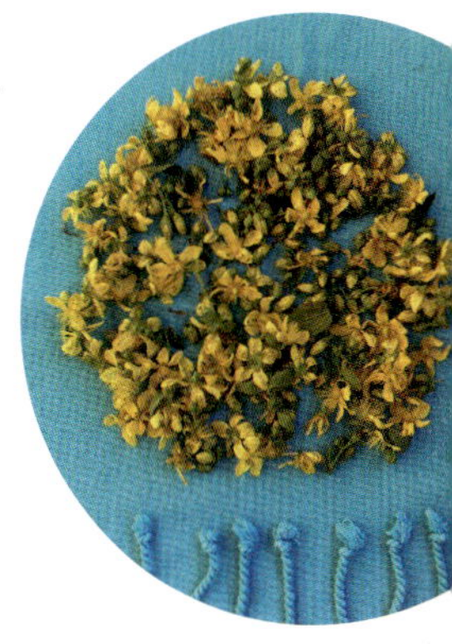

Für diese Tinktur ernten Sie blühendes Johanniskraut nach ein paar trockenen, sonnigen Tagen. Das heilkräftige Tüpfel-Johanniskraut (Hypericum perforatum) erkennen Sie, indem Sie die Blätter gegen das Licht halten: Sie sollten viele kleine, transparente Pünktchen aufweisen, die Knospen und Blütenblätter hingegen dunkelrote Tupfen, die beim Zerreiben eine rote Flüssigkeit auf den Fingern hinterlassen. Selbstverständlich können Sie die getrocknete Pflanze auch in der Apotheke oder Kräuterdrogerie kaufen. In diesem Fall halbiert sich die benötigte Menge.

Zutaten:

1 Handvoll frisches Johanniskraut (die zerkleinerte blühende oberirdische Pflanze)
1 ausgekochtes Glas mit Schraubverschluss
Mindestens 40 %iger Alkohol (z. B. Obstler, Vodka, Korn, Cognac)
Tropf- oder Pipettenfläschchen

Zubereitung:

Pflanzenteile mit einem Schuss Alkohol im Mörser zerreiben. In das Schraubglas geben, Kräuter mit Alkohol (1:5) auffüllen. An einem warmen Ort (keine direkte Sonne) ziehen lassen, hin und wieder schwenken.

Die Tinktur nach 6 Wochen durch ein feines Sieb oder einen Teefilter filtern und in dunkle Tropf- oder Pipettenfläschchen abfüllen.

3-mal täglich 20 Tropfen über einen längeren Zeitraum pur oder mit Wasser verdünnt einnehmen.

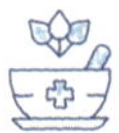

Teemischung gegen Unruhe- und Angstzustände

Zutaten:

Zu gleichen Teilen:
- Johanniskraut
- Frauenmantel
- Melisse
- Schafgarbe
- Weißdornblätter und -blüten

150 ml Wasser

Zubereitung:

Aus 2 TL der Mischung mit kochendem Wasser einen Tee aufgießen, 10 Minuten zugedeckt ziehen lassen, dann abseihen.

Über 2–3 Monate 2–3-mal täglich eine Tasse trinken.

Tipp: Sollten nicht alle Pflanzendrogen für die Teemischung vorrätig oder erhältlich sein, kann man auch einzelne Kräuter durch Tinkturen ersetzen und Tee mit Tinktur mischen. Dafür dem fertigen Tee 10–20 Tropfen zufügen.

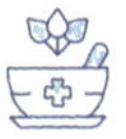

Tee gegen Reizbarkeit und Stimmungsschwankungen

Zutaten:

1 TL Weißdornblätter und -blüten
1 TL Hopfenzapfen
½ TL Lavendelblüten
250 ml Wasser

Zubereitung:

Zutaten in einem Topf 5 Minuten lang köcheln, zugedeckt etwas abkühlen lassen und abfiltern.

Menge auf 2 Mal trinken.

Nerventeemischung

Zutaten:

30 g Baldrianwurzel
20 g Melisse
20 g Pfefferminze
20 g Hopfenzapfen
10 g Fenchelsamen
250 ml Wasser

Zubereitung:

3 TL der Kräutermischung in kaltem Wasser ansetzen, 5 Minuten ohne Deckel kochen und 10 Minuten zugedeckt abkühlen lassen. Anschließend abseihen.

Bei Bedarf oder bis zu 3-mal täglich trinken. Erleichtert, am Abend getrunken, auch das Einschlafen.

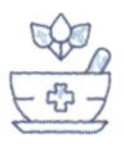

Notfalltinktur

Bei starker nervlicher Belastung, Prüfungsangst oder zum Einschlafen sollte diese Mischung immer dabei sein. Ich fülle sie mir in 5-ml-Tropffläschchen für die Handtasche ab.

Zutaten:

30 ml Baldriantinktur
10 ml Johanniskrauttinktur
10 ml Hopfenzapfentinktur

Zubereitung:

Alle Zutaten in ein 50-ml-Tropf- oder Pipettenfläschchen abfüllen.

Bei Bedarf 15–25 Tropfen direkt auf die Zunge oder in ein Glas Wasser geben.

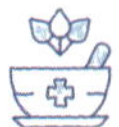

Ausgleichender Melissentee

Die Melisse wird wegen ihres zitronigen Geruchs auch Zitronenmelisse genannt, es handelt sich also um zwei Bezeichnungen für eine Pflanze.

Zutaten:

1–2 TL Melissenblätter
150 ml Wasser

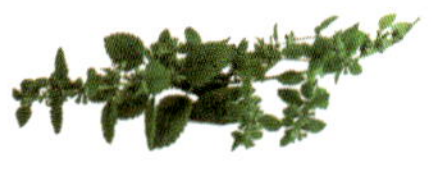

Melisse

Zubereitung:

Melisse mit kochendem Wasser aufgießen, 10 Minuten zugedeckt ziehen lassen. Wenn der Tee nur noch mundwarm ist, kann er mit 1 TL Honig gesüßt werden. Der Honig verstärkt die beruhigende Wirkung der Melisse.

Bei Bedarf trinken, auch mehrmals täglich. Schmeckt auch kalt!

Tipp: Das ätherische Öl der Melisse wirkt auch antiviral und kann auf stressbedingten Lippenherpes im Anfangsstadium getupft werden, um eine Ausbreitung zu verhindern.

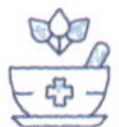

Mutmacher-Teemischung

Zutaten:

Zu gleichen Teilen:
- Melisse
- Thymian
- Weißdornblätter und -blüten
- Engelwurz
- Schafgarbenblüten
- Bitterorangenschale

150 ml Wasser

Zubereitung:

1–2 TL Kräutermischung mit siedendem Wasser übergießen, 20 Minuten lang zugedeckt ziehen lassen, abseihen.

2–3-mal täglich eine Tasse aufbrühen und lauwarm trinken.

Tipp: Zitrusfrüchte geben nicht nur einen guten Geschmack, sondern übertragen laut Signaturenlehre auch die in ihnen gespeicherte Sonnenenergie auf den Körper.

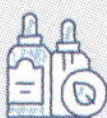

Stimmungsaufhellende und beruhigende ätherische Öle

- Melisse, Muskatellersalbei, Pfefferminze, Basilikum, Rosmarin
- Bergamotte, Mandarine, Orange, Grapefruit
- Rose, Geranie, Lavendel, Jasmin
- Zeder, Wachholder, Sandelholz

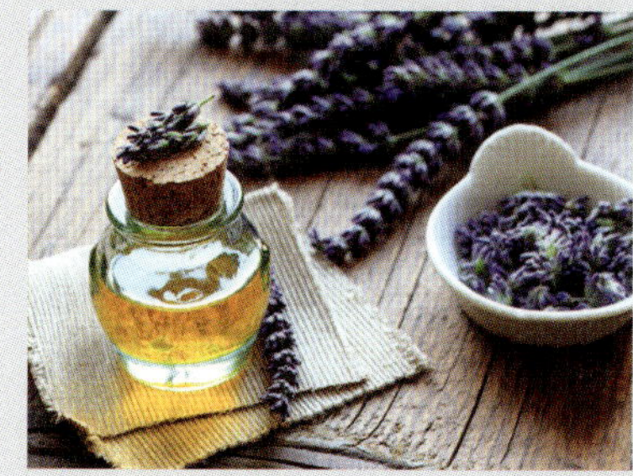

Als Trägeröl für alle Formen der psychischen Dysbalance eignet sich fettes Johanniskrautöl aufgrund seiner stimmungsaufhellenden Wirkung.

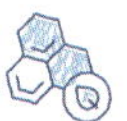

Blütenpollen aus dem Bienenstock

In psychisch und physisch anstrengenden Phasen kräftigt eine optimale Nährstoffversorgung den Körper, sodass sich die emotionale und immunologische Widerstandskraft erhöht. Blütenpollen sind ein naturbelassenes Nahrungsergänzungsmittel, das auch zur Langzeiteinnahme geeignet ist. Sie enthalten unter anderem fast alle Vitamine aus dem nervenstärkenden B-Komplex, dazu Vitamin C, D, K, E, Provitamin A, verschiedene Zuckerarten, fast alle essenziellen Aminosäuren, viele Spurenelemente und Mineralstoffe, wertvolle Fettsäuren sowie antivirale und antibakterielle Wirkstoffe.

Täglich 30–40 g Blütenpollen auf ein bis zwei Gaben pur, auf Brot oder mit Frühstücksbrei vermischt konsumieren. Maximal gut mundwarm verzehren, damit die Inhaltsstoffe erhalten bleiben.

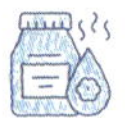

Nervennahrung: An apple a day …

In stressigen Zeiten können Sie auf den guten, alten Apfel zurückgreifen. Die Schale alter Apfelsorten wie Boskoop, Jonagold, Braeburn oder Cox Orange ist besonders reich an gesunden Inhaltsstoffen, die den Körper unter Belastung und Stress schützen. Kaufen Sie dabei möglichst unbehandelte Äpfel. Oder knabbern Sie zwischendurch getrocknete Apfelchips aus biologisch angebauten Äpfeln.

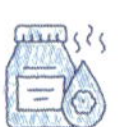

Porridge nach Hildegard von Bingen

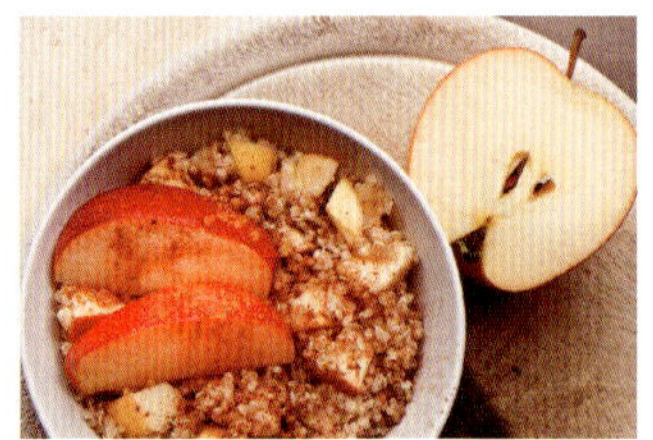

Hildegard von Bingen war eine Äbtissin, die ihr klösterliches Leben der Beschäftigung mit der Gesunderhaltung des Körpers durch die richtige Lebensweise und Ernährung, das optimistische, barmherzige Denken und die Anwendung von Heilpflanzen widmete. Da sie ihre Visionen niederschreiben ließ, sind viele ihrer Ratschläge überliefert und bis in die heutige Zeit anwendbar.

Das ursprüngliche Rezept verwendet aufgebrochenen Dinkel, Haferflocken sind jedoch ebenso wertvoll und schnell zubereitet.

Zutaten:

50 g feine Haferflocken
100 ml Milch, Sojamilch oder Wasser
Nach Geschmack:
1–2 Messerspitzen Zimt, Galgant oder Bertram
1 EL grob gehackte Nüsse oder Mandelkerne
1 Apfel, geraspelt
1 TL Bienenhonig, Pollen oder Bienenbrot (siehe Seite 79)

Zubereitung:

Haferflocken in der Flüssigkeit zum Kochen bringen, Gewürze und Nüsse zufügen und auf kleinster Flamme unter Rühren ca. 5–10 Minuten weiterquellen lassen. Auf Esstemperatur abkühlen lassen, Apfel und Honig oder Bienenprodukte einrühren.

Dieses Porridge hält lange satt, wärmt und enthält mit Hafer, Nüssen und Honig auch noch viele nervenstärkende Zutaten.

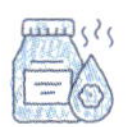

Atemübung

Setzen Sie sich aufrecht hin und legen Sie beide Hände auf den Bauchnabel. Beim Einatmen sollte nun der Bauchnabel samt den Händen nach vorne wandern. Beim Ausatmen sinkt der Bauchnabel spürbar, aber ohne Anstrengung in den Bauch ein.

Zählen Sie zunächst beim Einatmen bis 2, beim Ausatmen wieder bis 2. Nach 5 Atemzügen zählen Sie beim Ein- und auch beim Ausatmen bis 3. So kann der Atem beliebig verlängert werden.

Bei auftretender Atemnot oder Schwindelgefühl die Atemlänge wieder reduzieren.

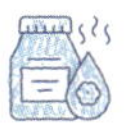

Bewegung in der Natur

Die Natur beruhigt durch ihre Geräusche und Farben unsere Sinne. Überdies atmen wir im Freien tiefer und bilden – auch bei bewölktem Himmel – Vitamin D, welches antidepressiv wirkt.

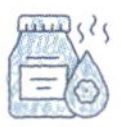

Kommunikation

Nach einem Spaziergang oder Sport mit guten Freund:innen fühlen Sie sich mit Sicherheit besser.

Noch effektiver ist eine Psychotherapie. Dabei unterliegen die Gespräche der Schweigepflicht und die Therapeut:innen haben eine große Bandbreite an Techniken, die helfen, die Gedanken zu sortieren und neue Impulse zu erkennen. Einige Krankenkassen übernehmen die Kosten dafür teilweise oder sogar ganz.

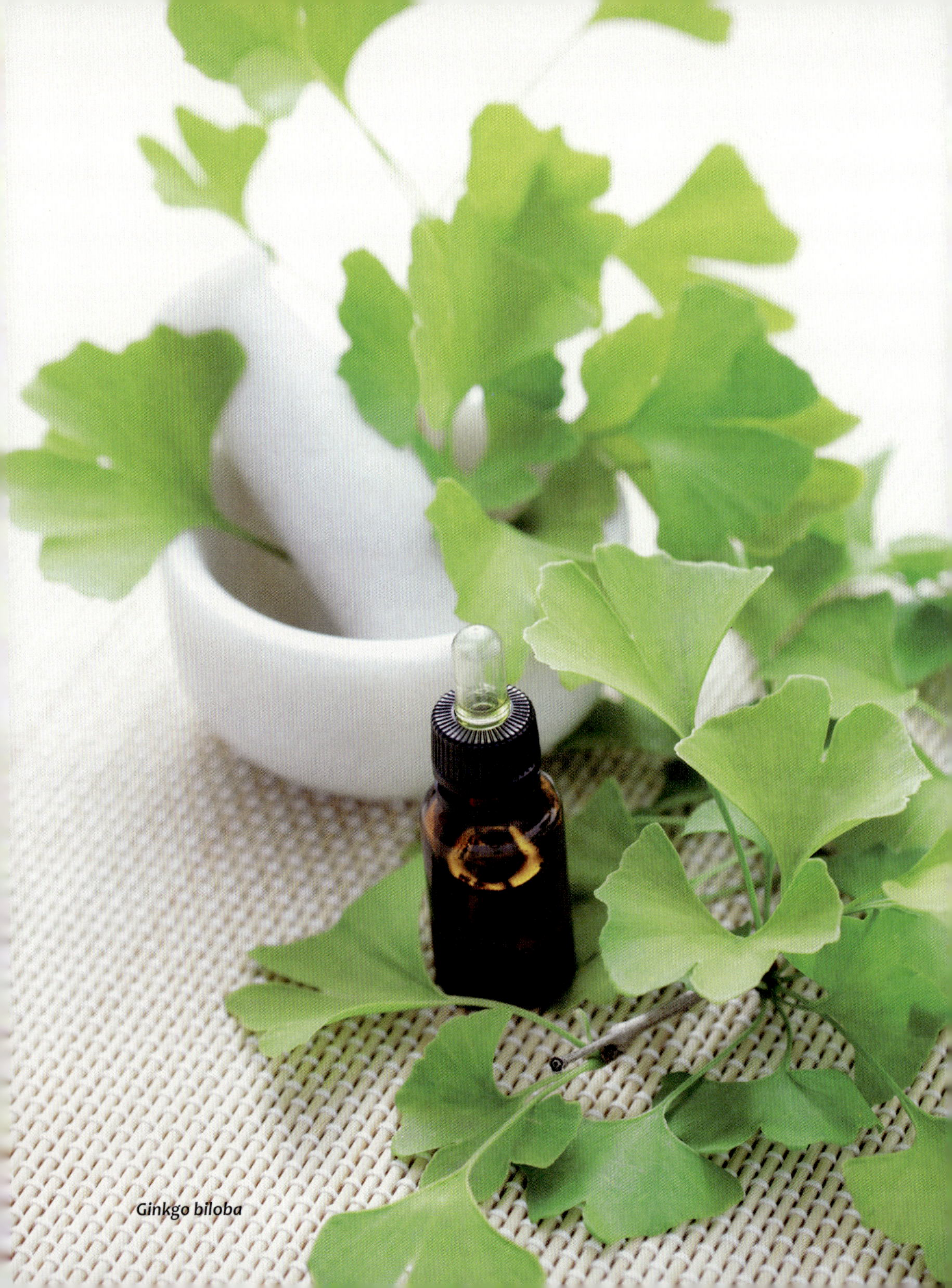

Ginkgo biloba

Konzentrationsschwäche, Vergesslichkeit

Lisa Mosconi, eine US-amerikanische Neurowissenschaftlerin, stellt in ihrem Buch *Das weibliche Gehirn* dar, dass Frauengehirne anders altern als Männergehirne. Sie begründet dies mit dem raschen Abfall des Östrogenspiegels in den Wechseljahren. Der Testosteronspiegel bei Männern sinkt hingegen allmählich. Das mag auch ein Grund dafür sein, dass im deutschsprachigen Raum fast zwei Drittel der Personen, die im Alter an Demenz erkranken, Frauen sind.

Vergesslichkeit ist jedoch nicht gleich Demenz. Bisweilen ist unser Gehirn mit zu vielen Dingen gleichzeitig beschäftigt, sodass es einzelne Informationen (z. B. wo gerade die Brille liegt oder wie dieser unglaublich attraktive Schauspieler heißt) nicht sofort parat hat. Multitasking funktioniert nur bedingt. Manchmal sind wir auch einfach übermüdet, die Konzentration kommt uns abhanden – dann sollten wir uns Ruhe gönnen, z. B. bei einem Waldspaziergang.

Das Gehirn will aber auch mit neuen Reizen gefordert werden. Kreuzworträtsel zu lösen gehört nicht dazu, denn dabei ruft man lediglich bereits abgespeicherte Informationen ab. Vielleicht denken Sie schon länger daran, eine Sprache zu lernen, einen Malkurs zu besuchen oder sich beruflich weiterzubilden. Verschieben Sie diese Vorhaben nicht, denn Vorsorgen ist auch beim Thema Gedächtnis die wirksamste Methode, um die eigene Leistung zu erhalten.

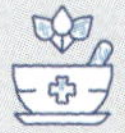

Pflanzen, die die Gehirnleistung unterstützen

- Ginkgo
- Salbei
- Melisse
- Rosmarin
- Basilikum
- Knoblauch

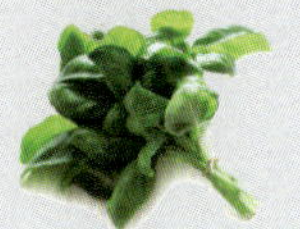

Basilikum

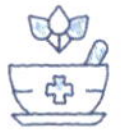

Ginkgo-biloba-Extrakt

Ginkgo biloba fördert die Durchblutung v.a. im Bereich sehr kleiner Blutgefäße und ist damit für die Therapie nachlassender Gehirnleistung sehr gut geeignet. Im deutschsprachigen Raum ist der Ginkgo-biloba-Extrakt EgB761 aus den Blättern des Ginkgo-Baumes u. a. zur Behandlung von demenziellen Krankheitsbildern, Ohrgeräuschen, Schwindel, Gedächtnisschwäche und Konzentrationsstörungen zugelassen. Da Ginkgo erst ab einer Dosierung von 240 mg pro Tag wirksam ist und darüber hinaus auch Giftstoffe enthält, sollte er als Fertigpräparat aus der Apotheke eingenommen werden (z. B. *Tebofortan/Tebonin* – rezeptpflichtig).

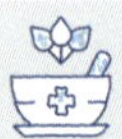

Würzpflanzen

Einige Pflanzen, die in der Küche Anwendung finden, enthalten wirksame Substanzen zur Vorbeugung und Behandlung von Gedächtnis- und Konzentrationsproblemen. Daher sollten sie großzügig verwendet werden:

- **Salbei** hemmt die enzymatische Aufspaltung des Neuro-Botenstoffes Acetylcholin und wirkt damit Alzheimer-Demenz entgegen. Acetylcholin ist essenziell für die korrekte Reizübertragung zwischen Nervenzellen u. a. im Gehirn.
- **(Zitronen-)Melisse** steigert ebenfalls die Aktivität von Acetylcholin.
- **Rosmarin** und **Basilikum** enthalten den Wirkstoff Cineol, welcher das Absterben von Nervenzellen hemmt und die Gehirnleistung steigert.
- **Knoblauch** wirkt gerinnungshemmend und hält somit das Blut dünn und fließfreudig. Damit wird die Sauerstoffversorgung der feinen Blutgefäße im Gehirn sichergestellt.

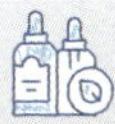

Ätherische Öle für Gedächtnis und Konzentration

- Rosmarin
- Basilikum
- Pfefferminze
- Zitrusfrüchte

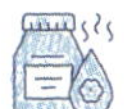

Wasser trinken

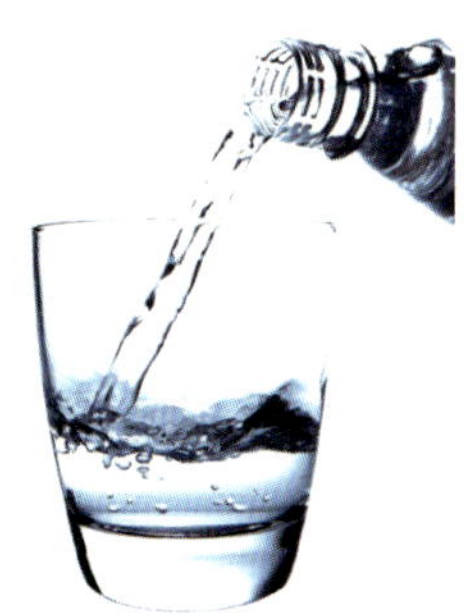

Eine erwachsene Person sollte 1,5–2 l stilles Wasser am Tag trinken, nach schweißtreibenden Aktivitäten und bei Hitze steigt der Bedarf. Regelmäßige Wasserzufuhr optimiert den Zellstoffwechsel und verbessert die Fließeigenschaften des Blutes. Das verbessert wiederum die Durchblutung der kleinsten Gefäße – nicht nur im Gehirn.

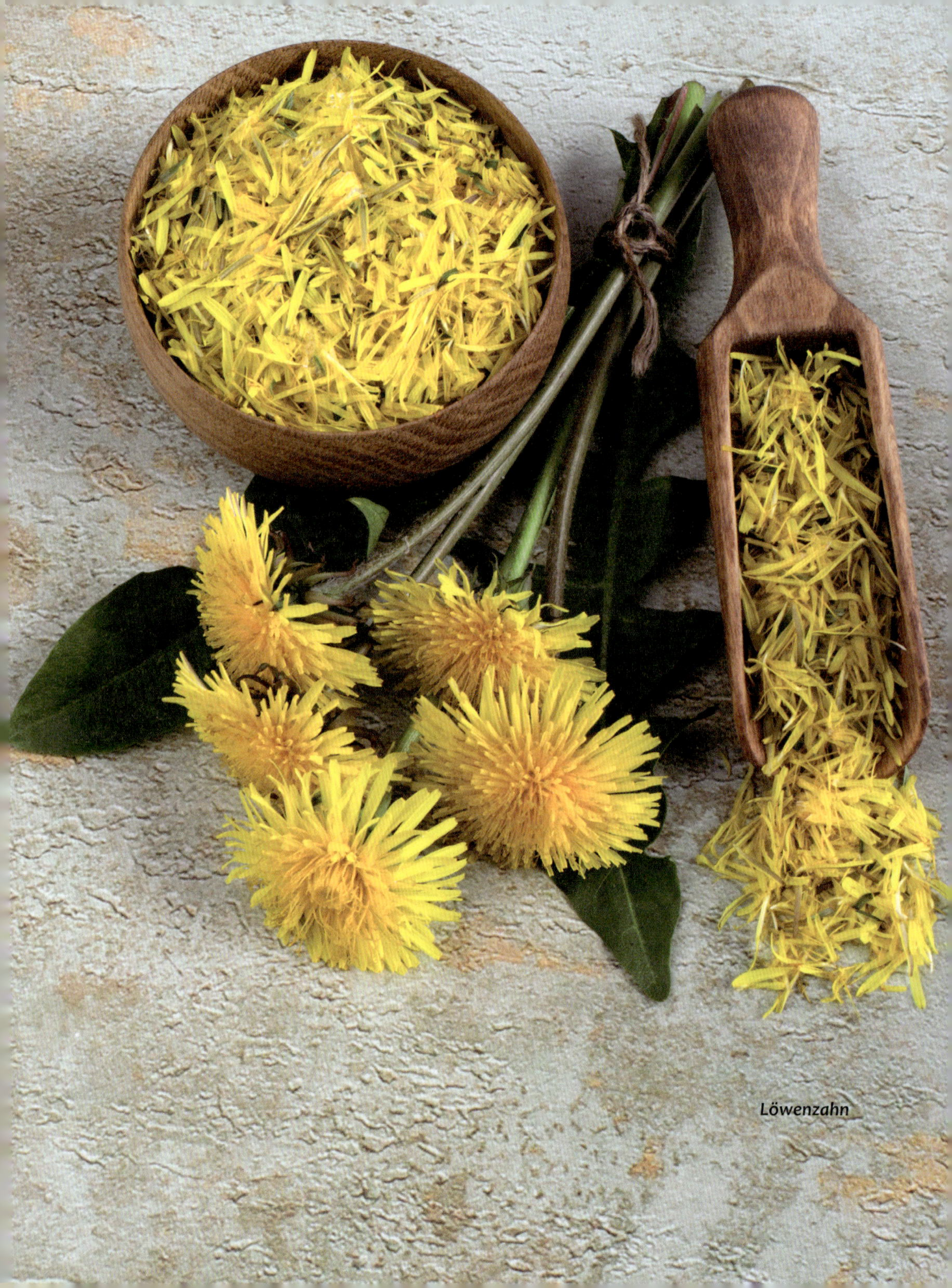

Löwenzahn

Leistungsabfall, Erschöpfung, Müdigkeit

„Müdigkeit ist der Schmerz der Leber." Diese Volksweisheit ist auch physiologisch erklärbar: Die Leber ist ein Multifunktionsorgan, in welchem eigene (z. B. Ammoniak) und körperfremde (z. B. Medikamente, Alkohol) Stoffwechselprodukte auf-, um- und abgebaut werden. Dadurch reinigt sie den Organismus. Sie macht Nahrungsbestandteile für den Körper verfügbar und baut Hormone auf und ab (darunter auch Östrogen). Gerade in Zeiten der Östrogendominanz sollte daher die Funktionsfähigkeit der Leber unterstützt werden. Wenn nämlich belastende Stoffwechselendprodukte unzureichend ausgeschieden werden, hat dies negative Auswirkungen auf den Gehirnstoffwechsel. Leistungsabfall, Vergesslichkeit, Müdigkeit und Reizbarkeit können das erste Zeichen einer überlasteten Leber sein.

Ausleitungsmaßnahmen, Frühjahrskuren und Heilfasten unterstützen die Entgiftung, aber auch die Aufnahme wichtiger Stoffe aus der Nahrung. Dies aktiviert und vertreibt die Müdigkeit. Hierbei sollte eher auf antialkoholische Anwendungsformen wie Tees, Smoothies, Dragees, Kapseln und Wickel zurückgegriffen werden, um den Entgiftungsprozess der Leber nicht zusätzlich zu verlangsamen.

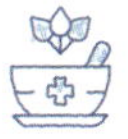

Bitterstoffe

Bitterstoffe regen die Ausschüttung von Verdauungsenzymen im Verdauungstrakt an. Damit stimulieren und unterstützen sie auch Leber und Galle.

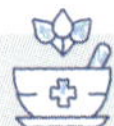

Pflanzen mit einem hohen Gehalt an Bitterstoffen sind z. B.

- Artischocke
- Löwenzahn
- Süßholz (nicht bei hohem Blutdruck verwenden)
- Kurkuma

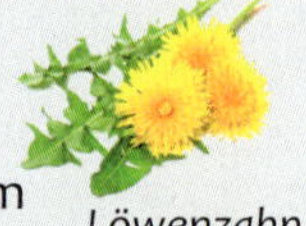

Löwenzahn

- Schafgarbe
- Tausendgüldenkraut
- Wermut
- Engelwurz
- Bärlauch

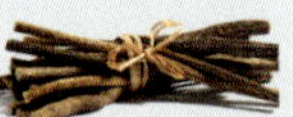

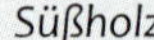

Süßholz

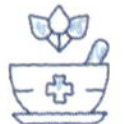

Schafgarbenwickel

Zutaten:

1 Handvoll Schafgarbe
500 ml Wasser
Stoffwindel (oder dünnes Handtuch),
Badetuch, Wolldecke,
Wärmflasche

Zubereitung:

Schafgarbe mit heißem (nicht kochendem) Wasser 10 Minuten zugedeckt ziehen lassen, in eine Schüssel abseihen. Stoffwindel zur Hälfte falten, im Schafgarbentee tränken, sehr gut auswringen und um den rechten unteren Rippenbogen legen. Badetuch quer um den Körper wickeln. Abschließend in eine Wolldecke einwickeln und eine Wärmflasche auf den rechten Rippenbogen legen. Wickel 20 Minuten einwirken lassen, dann entfernen, nochmals in die Decke kuscheln und 20 Minuten ruhen oder schlafen.

Täglich nach dem Mittagessen oder vor dem Schlafengehen anwenden, als Kur 1–3 Wochen lang.

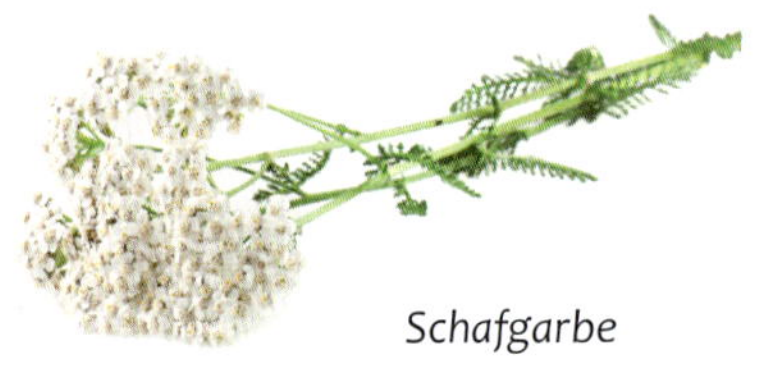

Schafgarbe

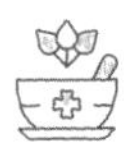

Leber-Galle-Tee

Zutaten:

30 g getrocknete Artischockenblätter oder Mariendistelblüten, zerkleinert
30 g Kurkumawurzel
10 g Löwenzahnwurzel
20 g Fenchelsamen, gemörsert oder angequetscht
400 ml Wasser
Extra: 2 TL Süßholzwurzel, über Nacht in 100 ml kaltem Wasser angesetzt

Zubereitung:

3 EL der Kräutermischung mit heißem Wasser kurz aufkochen, dann 15 Minuten zugedeckt abkühlen lassen. Ggf. Süßholzwasser dem lauwarmen Leber-Galle-Tee beimischen.

Ungesüßt vor oder nach den Hauptmahlzeiten trinken.

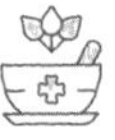

Mariendistelfrüchte

Die Mariendistel ist eine stark wirksame Heilpflanze, die gegen Leberentzündungen, Fettleber und Leberzirrhose angewendet wird. Sie eignet sich daher sehr gut für eine mehrwöchige Entgiftungskur.

Zutaten:

3 TL Mariendistelfrüchte (Samenkörner), getrocknet oder frisch
1 Espressotasse heißes Wasser

Zubereitung:

Früchte anmörsern und 5 Minuten im heißen Wasser quellen lassen. Abseihen und unter Müsli, Salat oder andere Speisen mischen.

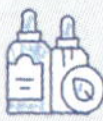

Frisch und energiegeladen mit Aromatherapie

- Kamille
- Pfefferminze
- Zitrone
- Grapefruit
- Rosmarin
- Kümmel
- Wacholder
- Bergamotte
- Weißtanne

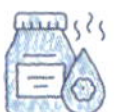

Frischekick zum Sprühen

Zutaten:

50 ml stilles Mineralwasser
3 Tr. ätherisches Bergamottenöl
3 Tr. ätherisches Wacholderöl
50-ml-Sprühfläschchen

Zubereitung:

Mineralwasser und Aromaöle in die Sprühflasche füllen. Zwischendurch auf Gesicht und Dekolletee aufsprühen, vor jedem Gebrauch gut schütteln. Die Mineralien des Mineralwassers pflegen gleichzeitig die von Klimaanlage und Heizung gestresste Haut.

Begrenzt haltbar, daher zügig verbrauchen oder nur die halbe Menge herstellen.

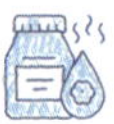

Vielseitige Zitrone

Die ätherischen Öle der Zitrone finden sich in ihrer Schale. Kaufen Sie daher unbehandelte Bio-Zitronen, reiben Sie diese mit einem Tuch gut ab und fügen Sie 3–5 Zitronenscheiben samt Schale einer großen Karaffe Leitungswasser zu.

Durch den sauren Geschmack und den Vitamingehalt der Zitrone macht die Mischung wach.

Tipp: Ausgepresste Zitronenschalen nicht wegwerfen, sondern noch einen Tag im Raum liegen lassen. Die Schalen verströmen ihren Duft weiter.

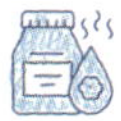

Detox aus der Wiese

Die jungen, frischen Blätter und Blüten der heimischen Frühjahrspflanzen (z. B. Schafgarbe, Löwenzahn, Vogelmiere, Gänseblümchen, Bärlauch, Brunnenkresse, Gundelrebe, Knoblauchrauke) täglich einem Salat beimengen oder z. B. Schafsfrischkäse kurz damit marinieren.

Alle essbaren Pflanzen mit Bitterstoffen sind hierfür geeignet.

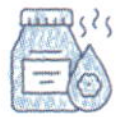

Fenster auf!

Wenn Sie tagsüber müde und erschöpft sind, aber noch Arbeit wartet, lassen Sie Frischluft herein! Stellen Sie sich vor das weit geöffnete Fenster und atmen Sie langsam und tief ein und aus. Heben Sie beim Einatmen die Arme bis über den Kopf und rollen Sie sich auf die Zehenspitzen. Beim Ausatmen Arme und Füße absenken. Wiederholen Sie dies 10-mal.

Mit dieser Übung versorgen Sie Gehirn und Muskeln mit Sauerstoff und regen den Rücktransport des Blutes aus den Beinvenen an. Das macht frisch und steigert die Leistungsfähigkeit.

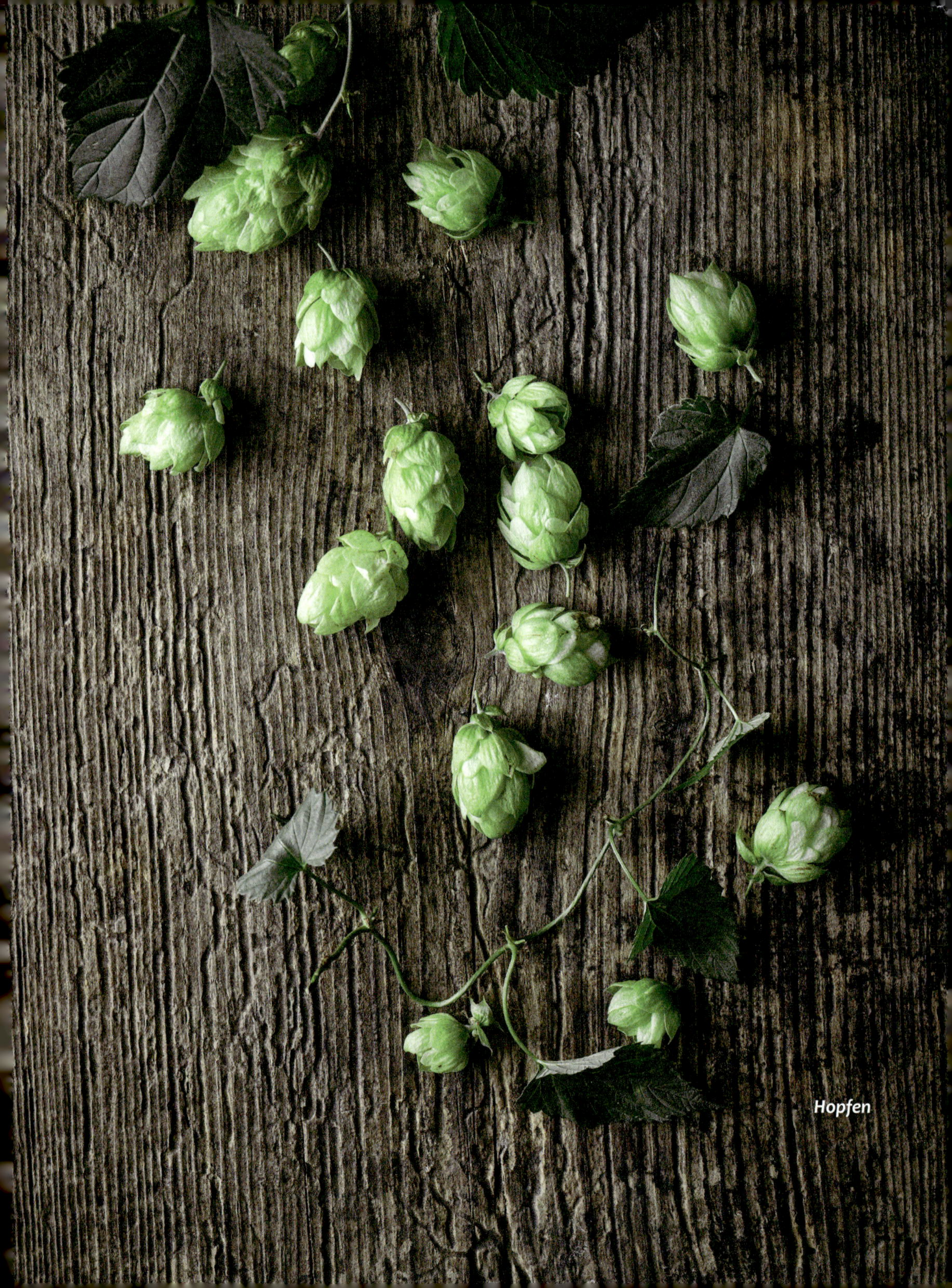

Hopfen

Schlafstörungen

Probleme beim Ein- und Durchschlafen sind belastend, denn sie vermindern unsere Leistungsfähigkeit und Widerstandskraft und dämpfen die Stimmung. Dabei sind Schlafstörungen oft der Ausdruck von seelischen Verstimmungen sowie physischer und mentaler Erschöpfung. Hitzewallungen, Blasenschwäche oder das Restless-Legs-Syndrom stören ebenfalls die Nachtruhe. Die Traditionelle Chinesische Medizin sieht ein regelmäßiges Aufwachen zwischen 1 Uhr und 3 Uhr als ein Zeichen für Leberbelastung an.

Ziel sollte es also auch sein, mögliche Ursachen der Schlafprobleme zu finden und zu behandeln.

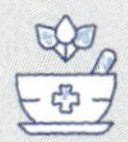

Schlaffördernde Pflanzen

- Hopfen
- Baldrian
- Johanniskraut
- Kamille
- Melisse
- Frauenmantel
- Lavendel

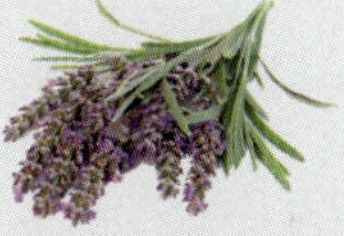

Lavendel

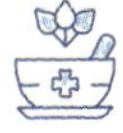

Schlaftropfen

Folgende Tinkturen werden in der Apotheke oder Drogerie auf 100 ml gemischt:

- 40 ml Baldriantinktur
- 20 ml Johanniskrauttinktur
- 20 ml Hopfenzapfentinktur
- 20 ml Weißdorntinktur

Eine halbe Stunde vor dem Schlafengehen 20–30 Tropfen einnehmen, eventuell verdünnt mit ein wenig Wasser. Bei Durchschlafstörungen in der Nacht die Tropfen vor dem Schlucken kurz im Mund behalten, da sie über die Schleimhäute schneller aufgenommen werden können.

Die Mischung ist eine Akut- und Basistherapie für Nervosität und Unruhezustände.

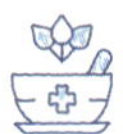

Einschlaftee

Zutaten für eine 80-g-Teemischung:

20 g Frauenmantelkraut
20 g Melisse
30 g getrocknete Apfelschalen, zerkleinert
10 g Lavendelblüten

Zubereitung:

2 TL der Kräutermischung mit 150 ml siedendem Wasser übergießen, zugedeckt 10 Minuten ziehen lassen, abseihen.

3-mal täglich 1 Tasse zur Beruhigung oder als Abendritual über längere Zeit 1 Tasse vor dem Schlafengehen trinken.

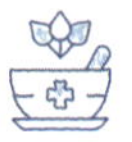

Kamillen-Sojamilch

Dieses süße „Betthupferl" verbindet die beruhigende Wirkung der Kamille mit den hormonell wirksamen Bestandteilen der Sojabohne. Gerade im Winter breitet sich nach dem Genuss der Kamillenmilch ein wohlig-warmes Gefühl im Körper aus.

Zutaten:

2 TL Kamillenblüten
1 TL Bienenhonig
250 ml Sojamilch

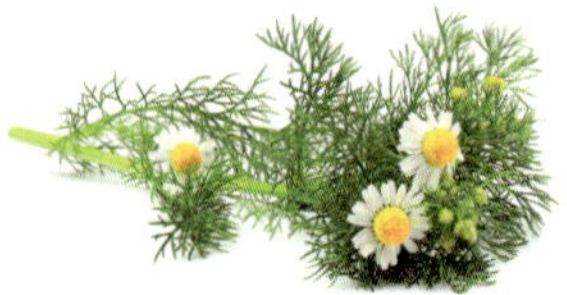

Zubereitung:

Kamillenblüten in der Sojamilch in einem kleinen Topf mit Deckel für 10 Minuten sieden lassen. Die Flüssigkeit sollte nicht sprudelnd kochen. Abkühlen lassen, bis die Kamillenmilch lauwarm ist, dann den Honig einrühren und schluckweise genießen.

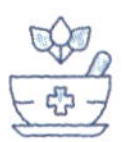

Hopfenkraft

Viele Menschen gönnen sich abends ein Glas Wein, um zur Ruhe zu kommen. Aber Vorsicht: Wein enthält Histamine, die den Puls beschleunigen können. Besser wäre es, zum Einschlafen die Kraft des Hopfens zu nützen und auf 0,33 l alkoholfreies Bier umzusteigen. Je bitterer dabei die Sorte, desto höher ist der Hopfengehalt. Darüber hinaus enthält Bier viele nervenstärkende Vitamine aus dem B-Komplex.

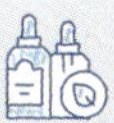

Ätherische Öle zum Ein- und Durchschlafen

- Lavendel
- Kamille
- Rose
- Melisse
- Orange

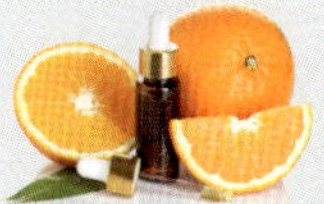

Hier empfiehlt sich z. B. ein Schlaftüchlein auf dem Kopfkissen (siehe Anwendungshinweise im Kapitel *Aromatherapie – Therapie mit allen Sinnen* ab Seite 15).

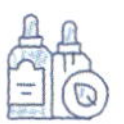

Fußbad gegen kalte Füße

Zutaten:

100 ml Obers/Sahne (sollte Raumtemperatur haben)
5 Tr. ätherisches Öl oder Ölmischung (z. B. Lavendel und Orange)

Zubereitung:

Zuerst Obers/Sahne mit dem ätherischen Öl verrühren, dann die Mischung ins warme Badewasser leeren. Nach dem Bad gut abtrocknen und sofort Wollsocken anziehen.

Ein Aromafußbad ist eine schnelle Alternative zum Wannenbad. Emulgiert mit Sahne werden die ätherischen Öle von der Haut optimal aufgenommen.

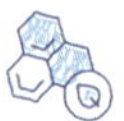

Gute-Nacht-Getränk aus dem Vorratsschrank

Vor dem Zubettgehen 1 TL Honig und 1–2 TL naturtrüben Apfelessig in ein Glas lauwarmes Wasser einrühren. Die Mischung über längere Zeit abends trinken.

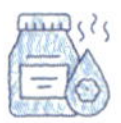

Bewegung an der frischen Luft

Tagsüber Bewegung an der frischen Luft macht den Körper müde und hilft, die Gedankenspirale zu unterbrechen. Darüber hinaus gewöhnt sich das Gehirn leichter an einen Tag-Nacht-Rhythmus, wenn wir uns dem Tageslicht aussetzen. Unsere Lichtrezeptoren registrieren dann den Unterschied zwischen hell und dunkel deutlicher und stellen den Organismus bei Dunkelheit auf Ruhe ein.

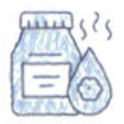

Entspannungstechniken

Yoga und Qigong sind sanfte Bewegungstechniken, die positiv auf das Hormonsystem wirken. Meditation und autogenes Training sind effektive Entspannungstechniken. Gegen Einschlafschwierigkeiten ist die progressive Muskelrelaxation im Liegen gut geeignet.

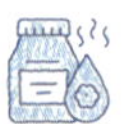

Schlafhygiene

Schlafmediziner:innen empfehlen folgende Maßnahmen, um Körper und Gehirn zur Schlafenszeit in den Ruhemodus zu versetzen:

- Ab 2 Stunden vor dem Zubettgehen sollte man keinen Sport mehr machen, keiner geistigen Arbeit oder Bildschirmtätigkeit (Computer, Handy, Tablet) nachgehen, möglichst nichts mehr essen (davor ein kleines Abendessen, eher reich an Kohlehydraten) und keine großen Mengen trinken.
- Nach 15 Uhr sollten keine anregenden Getränke (Kaffee, Tee, Schaumwein) konsumiert werden.

- Der Zeitpunkt des Zubettgehens sollte jeden Tag gleich gewählt werden.
- Das Schlafzimmer sollte gut gelüftet und dunkel sein, mit einer Nachttemperatur von 18 bis max. 22 °C und Wohlfühlatmosphäre.
- Wählen Sie eine körpergerechte Matratze.
- Ein entspannendes Buch (kein E-Reader) im Bett zu lesen ist ein empfehlenswertes Ritual.

Dabei hilft die tägliche Routine in den Schlaf, denn der Organismus passt nach kurzer Zeit seine innere Uhr an und schaltet jeden Tag zur gleichen Zeit in den Schlafmodus.

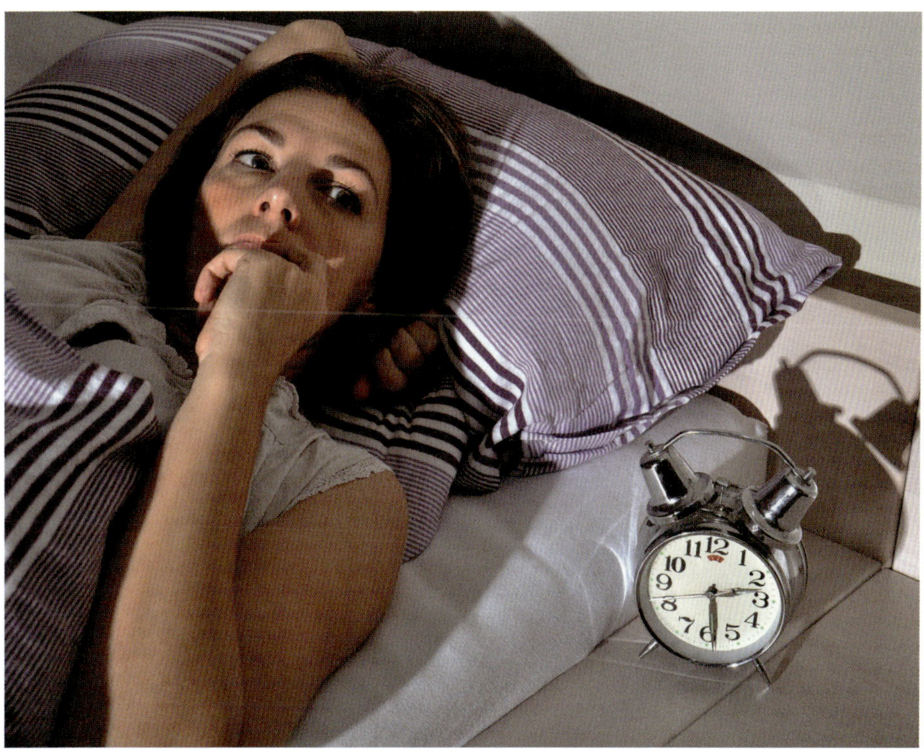

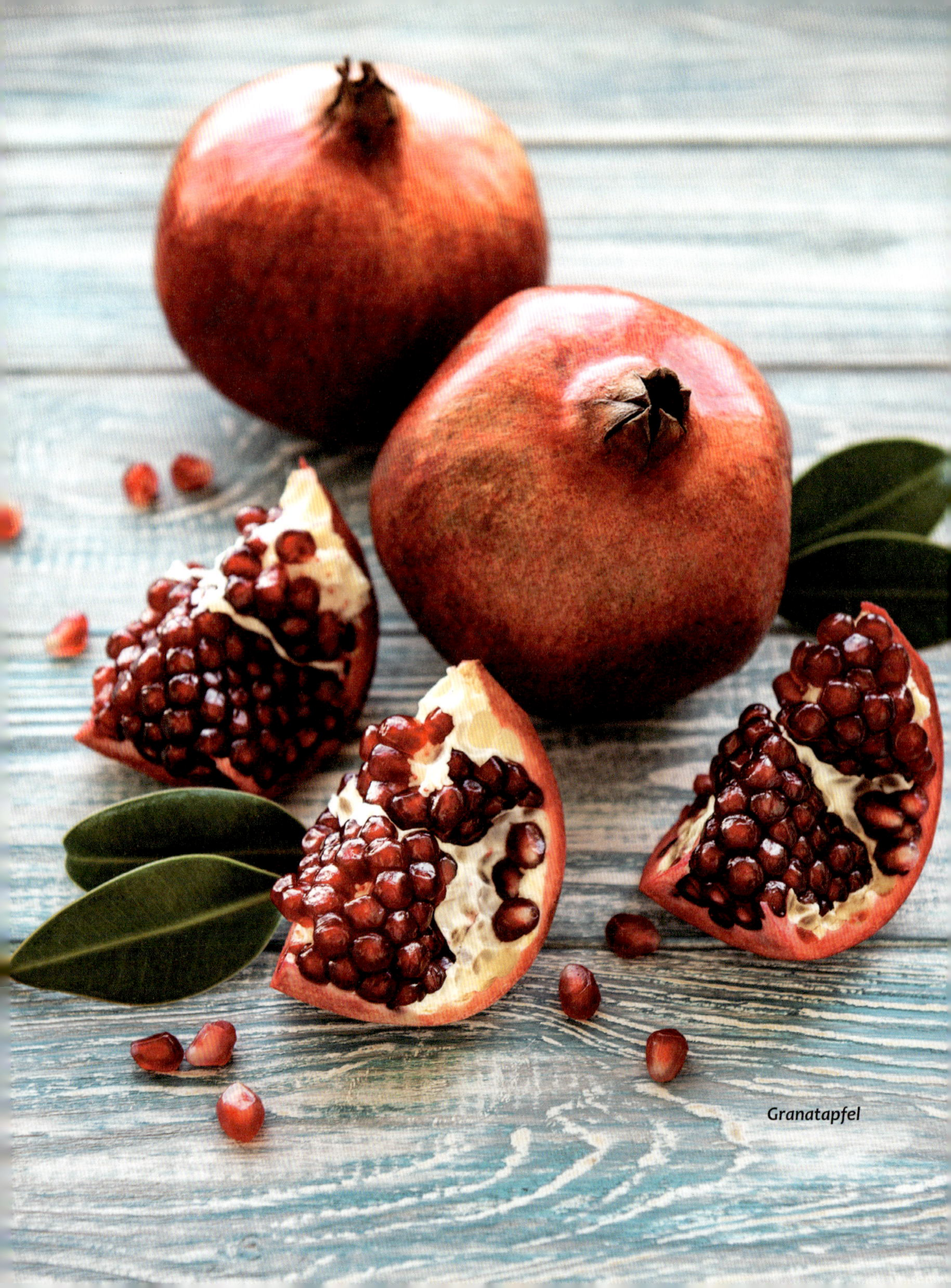
Granatapfel

Wenn die Lust nicht kommen will

Die verminderte Lust auf Sex kann, aber muss keine Folge des Rückgangs von Progesteron und Östrogen bzw. auch des Bindungshormons Oxytocin in der Perimenopause sein. Oft liegt es an körperlicher und geistiger Erschöpfung, dass man zu müde für Sex mit dem Partner bzw. der Partnerin ist. Vielleicht sehnt man sich eher nach Kuscheln und Geborgenheit, weil Ängste, Sorgen und depressive Verstimmungen an einem nagen. Schmerzen beim Geschlechtsverkehr durch Senkungen oder trockene Schleimhäute hemmen ebenfalls die Lust.

Auch beim Thema Libido sollte unbedingt nach den Ursachen gesucht und diese sollten mitbehandelt werden. Wichtig ist auch die offene Kommunikation mit dem Partner bzw. der Partnerin über die Situation und über veränderte Erwartungen, Wünsche und Vorlieben.

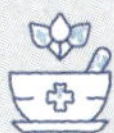

Pflanzen, die die Lust steigern

Die meisten Aphrodisiaka wirken durch ihre durchblutungsfördernden, anregenden und hormonell ausgleichenden Inhaltsstoffe:

- Frauenmantel
- Mönchspfeffer
- Granatapfel
- Basilikum
- Rosmarin
- Liebstöckel
- Brennnessel
- Beifuß

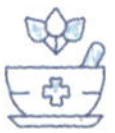

Aphrodisiaka aus der Küche

Die Volksmedizin empfiehlt Gerichte mit Knollensellerie, Trüffel, Spargel, Fenchel, Erdbeeren und Granatapfelkernen. Gehen Sie verschwenderisch mit Basilikum, Rosmarin, Majoran, Liebstöckel, Brennnesselsamen, Knoblauch und Chili um, auch mit intensiven Gewürzen wie Zimt, Kakao, Nelken, Kardamom, Vanille und Muskat. Diese stark aromatischen Zutaten steigern die Libido unter anderem durch die Mehrdurchblutung des Körpers, vor allem des Unterleibes und der Schleimhäute.

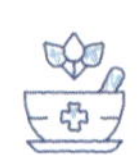

Stimulierender Aperitif

Zutaten:

1 Vanilleschote, längs aufgeschnitten
10 g Beifußkraut
je 2 Zimtstangen, Gewürznelken und Kardamomkapseln
5 Pfefferkörner
750 ml dunkler Rum
50 ml Rosenwasser (ohne künstliche Aromen)
100 g Zucker oder Honig

Zubereitung:

Alle Zutaten außer dem Rosenwasser und dem Zucker anmörsern und mit dem Rum ansetzen. 1–2 Wochen stehen lassen, dazwischen schütteln, dann abseihen. Zucker oder Honig im Rosenwasser auflösen und beimengen. Nochmals 1 Woche stehen lassen, immer wieder schütteln. Kühl lagern.

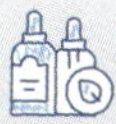

Massage- und Badeöle

- Zimt
- Jasmin
- Muskatellersalbei
- Rosmarin
- Orange
- Grapefruit
- Rose
- Sandelholz
- Pfeffer

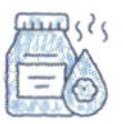

Fantasie

Erotik spielt sich zu einem großen Teil weit entfernt der Geschlechtsorgane ab, nämlich im Gehirn. Paare, die schon lange Zeit zusammen sind, profitieren davon, sich offen für erotische Gespräche, Filme und Sexspielzeug zu zeigen.

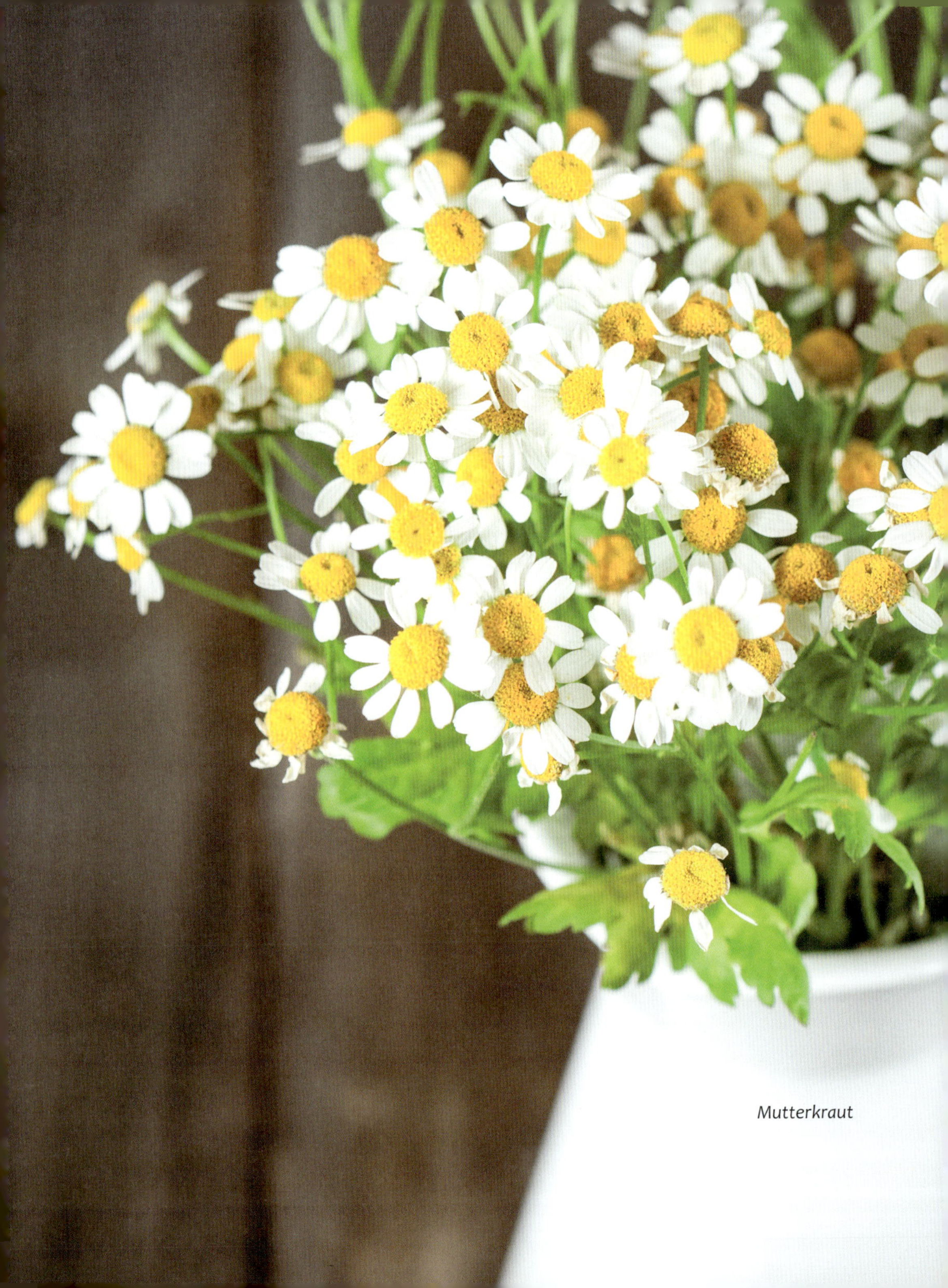

Mutterkraut

Migräne und Spannungskopfschmerz

Der markante Progesteronrückgang im ersten Teil der Wechseljahre gleicht dem Progesteronrückgang kurz vor der Regelblutung und kann auch PMS-ähnliche Symptome hervorrufen. So ist es nicht verwunderlich, dass auch in der Perimenopause immer noch zyklusbedingte Migräne auftreten kann oder dass Frauen durch den kontinuierlichen Progesteronmangel erstmals unter anfallsartigen Kopfschmerzen leiden, welche sich durch Schwindel, Müdigkeit, Empfindungsstörungen und Übelkeit ankündigen.

Auch Spannungskopfschmerz kann sich einstellen. Dieser wird durch mentalen und physischen Stress hervorgerufen, wobei nicht nur körperliche Überlastung und Verspannungen gemeint sind, sondern auch eine Mangelversorgung mit Mineralstoffen (v. a. Magnesium), Spurenelementen, Vitaminen, Schlaf und Bewegung.

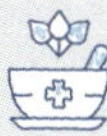

Krampflösende und schmerzstillende Pflanzen

- Frauenmantel
- Mönchspfeffer
- Augentrost
- Mutterkraut
- Gänsefingerkraut
- Weidenrinde
- Mädesüß

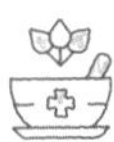

Mutterkraut-Tee

Mutterkraut, auch Frauenminze oder Falsche Kamille, ist eine in vielen ländlichen Gärten vorkommende Pflanze. Schon Hildegard von Bingen schätzte sie für ihre schmerzlindernden und krampflösenden Eigenschaften in der Frauenheilkunde. Heute weiß man, dass sie die Anzahl sowie den Schweregrad von Migräneanfällen reduziert und die Begleiterscheinungen, wie z. B. Erbrechen, abschwächt. Im Handel sind mittlerweile auch standardisierte Mutterkrautpräparate in Form von Kapseln, Dragees und Tinkturen erhältlich.

Zutaten:

1 EL Mutterkraut
150 ml kochendes Wasser

Zubereitung:

Aus den Zutaten einen Tee bereiten, 10 Minuten ziehen lassen, abseihen.

2-mal täglich 1 Tasse zwischen den Mahlzeiten trinken. Der Tee sollte über mehrere Monate angewendet werden, da sich der Wirkstoff im Körper aufbaut.

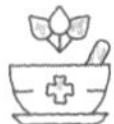

Mutterkraut-Oxymel

Sie trinken nicht so gerne Tee und wollen auch auf Alkohol verzichten? Dann bietet sich der Mutterkraut-Auszug in Honig und Essig an.

Zutaten:

1 Handvoll frisches, zerkleinertes Mutterkraut (auch getrocknetes Kraut eignet sich)
2/3 heimischer Bienenhonig
1/3 naturtrüber Apfelessig
1 großes ausgekochtes Glas mit Schraubverschluss

Zubereitung:

Alle Zutaten im Schraubglas miteinander vermischen, luftdicht verschließen und 4 Wochen bei Zimmertemperatur (nicht in der Sonne) stehen lassen. Ab und zu schwenken, damit sich der Honig untermischt. Durch ein feines Sieb abseihen und in ausgekochte, gut verschließbare Flaschen füllen. Dunkel gelagert ist der Sauerhonig ca. 1 Jahr haltbar.

Mit Abstand zu den Mahlzeiten täglich 3 EL pur oder mit Wasser aufgespritzt über einen längeren Zeitraum einnehmen.

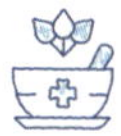

Migränetropfen

Zu gleichen Teilen alkoholische Auszüge von Mutterkraut, Weidenrinde und Augentrost in ein Pipetten- oder Tropffläschchen füllen lassen. Dieses sollte auch unterwegs parat sein.

Bei den ersten Anzeichen einer Aura stündlich 15 Tropfen in etwas Wasser, im Akutfall 30 Tropfen in Wasser einnehmen.

Kann bei jeder Art von Kopfschmerz angewendet werden.

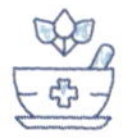

Kopfschmerztee

Zutaten:

2 TL Mädesüßblüten
1 TL Gänsefingerkraut
250 ml Wasser

Zubereitung:

Kräuter mit siedendem Wasser übergießen und nach 10 Minuten abseihen.

Bei Bedarf bis zu 3-mal täglich eine Tasse trinken.

Mädesüß (und auch Weidenrinde) enthält Salicin, die Naturform der Salicylsäure, welche in synthetischer Form z. B. in Aspirin als schmerzstillende, fiebersenkende und entzündungshemmende Substanz enthalten ist.

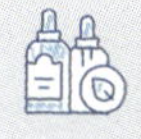

Ätherische Öle für Stirn-/Nackenkompressen und Massagen

- Pfefferminze
- Zitronenmelisse
- Lavendel

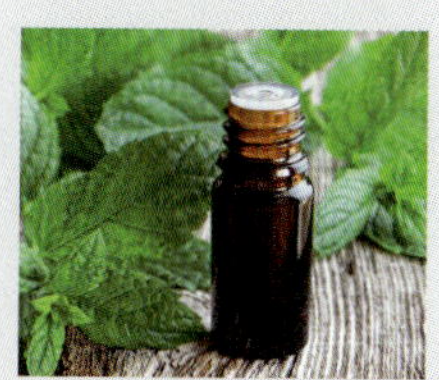

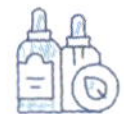

Pfefferminz-Roll-on

Zutaten:

10 ml Johanniskrautöl oder Johanniskrauttinktur
5–10 Tr. Pfefferminzöl
10-ml-Roll-on-Fläschchen

Zubereitung:

Zutaten in das Roll-on-Fläschchen füllen und mehrmals täglich auf Stirn und Nacken auftragen. Wenn der Roll-on zu flüssig erscheint, noch eine Messerspitze Kartoffelstärke zufügen.

Das Menthol der Pfefferminze setzt einen Kältereiz auf die Haut und blockiert so die Schmerzleitung.

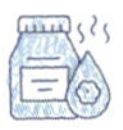

Espresso mit Zitrone

Solange die Kopfschmerzen noch nicht allzu stark sind, kann eine Tasse starker Kaffee mit dem Saft einer halben Zitrone helfen. Dabei kann der Zitronensaft auch begleitend zum Espresso getrunken werden. Koffein ist ein gängiger Wirkstoff in synthetischen Analgetika (Schmerzmitteln) gegen Kopfschmerz, da es im Gehirn nervenreizende Prostaglandine hemmt. Das Vitamin C der Zitrone unterstützt den Transport des Koffeins ins Gehirn.

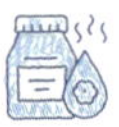

Tonic ohne Gin

Bei aufkommenden Spannungskopfschmerzen kann auch chininhaltiges Tonic Water oder Bitter Lemon hilfreich sein. Chinin wirkt u. a. muskelentspannend und krampflösend.

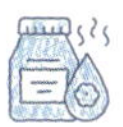

Migräne und Ernährung

Die erste Maßnahme bei jedweder Art von Kopfschmerz sollte es sein, viel stilles Wasser zu trinken und Entspannungspausen einzulegen.

Wer unter Migräne leidet, sollte auf seine Ernährung achten und z. B. Nahrungsmittelunverträglichkeiten ernst nehmen. Auch histaminreiche Nahrungsmittel wie Tomaten, viele Käsesorten und Wein sollten nur in kleinen Dosen verzehrt werden. Basenreiche Kost ist zu empfehlen. Sie besteht zum überwiegenden Teil aus Gemüse und kann durch Zitronensaft oder Heilerde ergänzt werden.

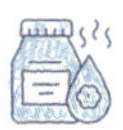

Kopfschmerz-Tagebuch

Notieren Sie sich im Kalender, wann Sie Kopfschmerzen hatten. Wie war das Wetter an diesen Tagen und kurz davor? Was haben Sie gegessen und getrunken? In welcher Zyklusphase befinden Sie sich? Haben Sie davor und währenddessen Bewegung gemacht?

Mit dieser Methode finden Sie nach ein paar Tagebucheinträgen heraus, welche Faktoren Ihren Kopfschmerz begünstigen – und können diese vielleicht beeinflussen.

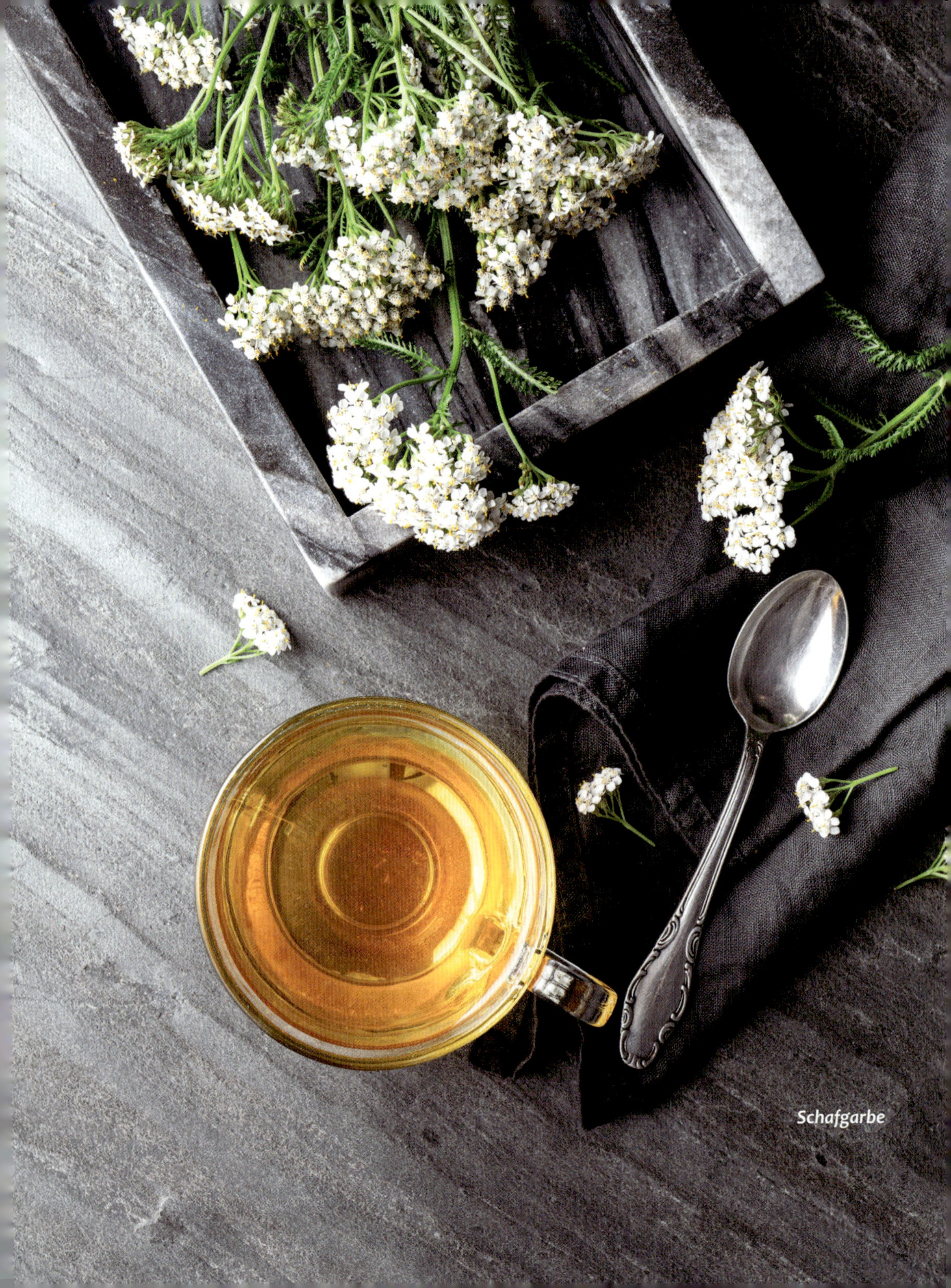

Schafgarbe

Rund um die Menstruation

Zu starke oder zu schwache Menstruation

Der Menstruationszyklus ist hormonell gesteuert. Gerade die frühe Perimenopause ist geprägt von Zyklusabweichungen und teilweise schmerzhaften Beschwerden der Gebärmutter. Auch dies ist überwiegend dem Progesteronmangel der frühen Wechseljahre geschuldet. Aus diesem Grund sollten Sie bei Menstruationsbeschwerden immer auch an Phytohormone denken. Im Kapitel *Pflanzliche Hormone* (siehe Seite 25) sind diese detailliert beschrieben.

Mit der Menstruationsblutung befreit sich der weibliche Körper von Gewebe und angestauter Flüssigkeit, die er nicht mehr benötigt, da keine Einnistung eines befruchteten Eis in die Gebärmutterschleimhaut stattgefunden hat. Wir fühlen uns nach der Menstruationsblutung nicht mehr so aufgeschwemmt. Ist die Blutung jedoch sehr stark und dauert lange an, schwächt das den Organismus.

Je weniger Östrogen die Eierstöcke im Laufe der Wechseljahre produzieren, desto weniger dick wird die Gebärmutterschleimhaut aufgebaut, desto weniger stark fällt auch die Abstoßungsreaktion des Körpers aus. Das äußert sich in schwachen Blutungen oder Schmierblutungen. Mitunter ist es in diesem Fall schwierig, verlässlich einzuschätzen, wo im Zyklus man sich gerade befindet.

Viele der hierfür seit Jahrhunderten angewendeten Pflanzen der TEM verraten sogar in ihrem Namen, dass sie besonders für Frauen heilkräftig sind: Der Frauenmantel entkrampft und umhüllt, die Blutwurz stillt Blutungen und der Beifuß wird auch Weiber- oder Hebammenkraut genannt, da er die Gebärmuttermuskulatur aktiviert.

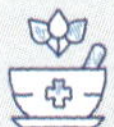

Hilfreiche Pflanzen

- Frauenmantel
- Mönchspfeffer
- Hirschzungenfarn
- Schafgarbe
- Hirtentäschel
- Gänseblümchen
- Blutwurz
- Gänsefingerkraut
- Fenchel
- Majoran
- Thymian

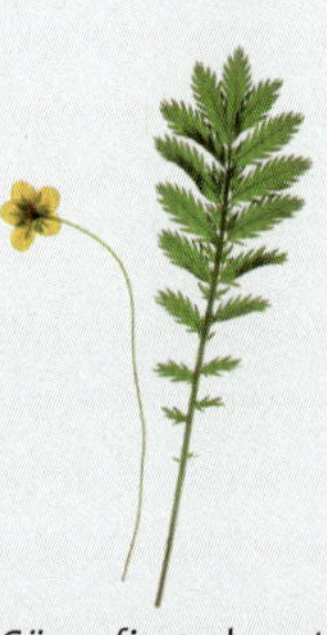
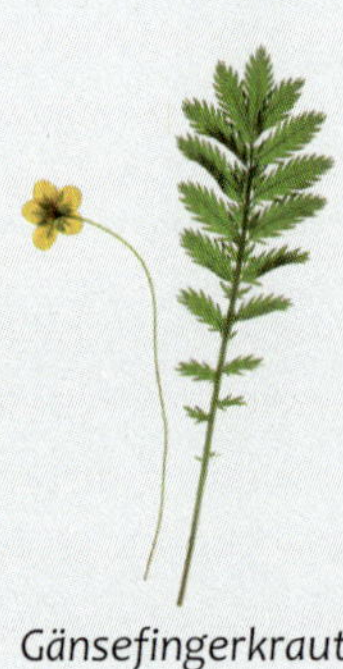

Gänsefingerkraut

- Engelwurz
- Basilikum
- Mutterkraut
- Mädesüß
- Beifuß
- Rosmarin
- Ingwer
- Lavendel
- Johanniskraut
- Kamille
- Brennnessel

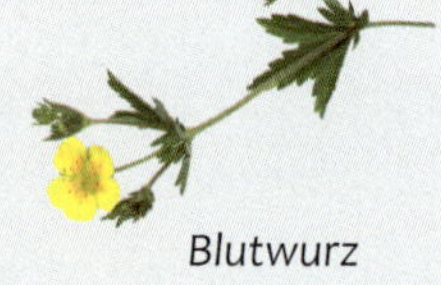

Blutwurz

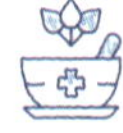

Schafgarbentee gegen zu starke Blutungen

Zutaten:

3 EL Schafgarbenblüten
750 ml kochendes Wasser

Zubereitung:

Schafgarbe mit dem Wasser zu einem Tee aufbrühen und 10 Minuten zugedeckt ziehen lassen.

Teezubereitung über den Tag verteilt trinken, dazwischen auch Wasser trinken. Einige Tage vor der erwarteten Blutung beginnen.

Tipp: Teerezepte, die eine Einnahme mehrmals täglich erfordern, bereite ich aus Zeitgründen in einer Thermosflasche in der benötigten Menge vor und nehme sie mit in die Arbeit.

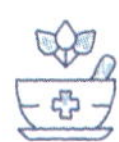

Teemischung bei zu starker Blutung (Hypermenorrhoe)

Zutaten:

Zu gleichen Teilen:
- Frauenmantelkraut
- Hirtentäschelkraut
- Schafgarbenkraut
- Blutwurz

500 ml Wasser

Zubereitung:

4 TL der Mischung mit kaltem Wasser ansetzen, nach ca. 1 Stunde einmal aufkochen, etwas abkühlen lassen, abseihen.

Teezubereitung über den Tag verteilt trinken, einige Tage vor der erwarteten Blutung beginnen.

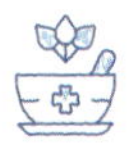

Menstruationstropfen aus der Wiese

Diese Mischung reguliert die Periodenstärke und wirkt gegen Krämpfe.

Zutaten:

1 große Handvoll Hirtentäschel, Gänsefingerkraut und Beifuß, frisch geerntet
Mind. 40 %iger Alkohol
1 ausgekochtes Marmeladenglas mit Schraubverschluss

Zubereitung:

Kräuter mit wenig Alkohol grob mörsern und ins Glas füllen. Mit Alkohol aufgießen: 1 Teil Pflanzen, 3 Teile Alkohol.

In der zweiten Zyklushälfte 3-mal täglich 30 Tropfen in etwas Wasser einnehmen.

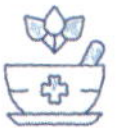

Eisensubstitut

Der beträchtliche Blutverlust während einer starken Periodenblutung schwemmt Eisen aus dem Körper. Dies schwächt das Immunsystem und macht müde. Eisenmangel kann durch grüne Wildkräuter, allen voran Brennnessel, Löwenzahn, Petersilie, Liebstöckel, Franzosenkraut und Vogelmiere, ausgeglichen werden. Diese Pflanzen bieten auch den Vorteil, dass sie Vitamin C enthalten. Dieses benötigt der Körper, um Eisen besser aufzunehmen. Wer sichergehen will, fügt den Kräutergerichten etwas Zitronensaft hinzu. Ob als Salat, Spinat, Smoothie, Frischsaft, Quiche, Lasagne oder Kräutertopping – die Anwendungsmöglichkeiten von Wildkräutern sind vielfältig.

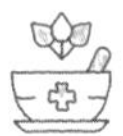

Hirschzungenfarn-Kur nach Hildegard von Bingen

Verwenden Sie entweder das fertige Elixier nach Hildegard von Bingen oder setzen Sie es selbst an.

Der Hirschzungenfarn wirkt hormonell ausgleichend, da er auch den Leberstoffwechsel stärkt und damit verbessert. Pfeffer verstärkt u. a. die Wirkung anderer Heilpflanzen.

Zutaten:

3 TL Hirschzungenfarnkraut
2 TL gemörserter Pfeffer
3 Zimtstangen
750 ml halbtrockener Weiß- oder Rotwein
100 g Honig
Saubere 1-l-Flasche

Zubereitung:

Den Hirschzungenfarn 10 Minuten in Wein kochen. Zimt und Pfeffer zugeben, ein weiteres Mal aufkochen und filtern. Dunkel und kühl lagern.

Trinken Sie 2–3 Monate lang 3-mal täglich 1 Schnapsglas nach dem Essen. Während schwerer Monatsblutungen 3-mal täglich 2 Schnapsgläser Wein einnehmen.

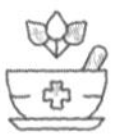

Mönchspfeffer zur Anregung

Mönchspfeffer ist die klassische Heilpflanze zur Anregung der Menstruation. Es empfiehlt sich die Einnahme ab dem ersten Tag der Monatsblutung und dann jeden Tag zur selben Zeit. Apotheken bieten fertige Mönchspfeffer-Präparate in wirksamen Dosierungen an.

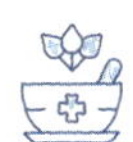

Beifußwein zur Regulation

Zutaten:

15 g Beifußkraut inkl. Blüten
3 g Sternanis- oder Kardamomsamen
1 Flasche (0,75 l) halbtrockener oder lieblicher Weiß- oder Rotwein
1 saubere 0,75-l-Flasche mit Schraubverschluss

Zubereitung:

Kräuter und Gewürze im Mörser zerkleinern und 5 Tage im Wein ansetzen, danach in eine saubere Flasche abseihen. Der fertige Beifußwein erinnert an den klassischen „Martini Dry" und eignet sich auch gut als Aperitif. Gut verschlossen im Kühlschrank ca. 4 Wochen haltbar.

Bis zum Eintreten einer ausreichend starken Blutung täglich 1 Schnapsglas vor den Mahlzeiten trinken.

Beifuß

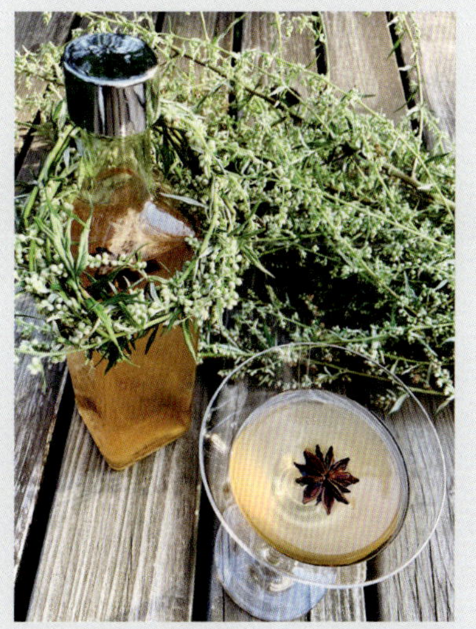

Beifuß, Artemisia vulgaris, wird seit Jahrtausenden als Frauenhelfer verwendet. Darauf weisen auch seine Namen hin: Artemisia (die griechische Göttin des Mondes, der Geburt und der Familie sowie der Jagd), Hebammenkraut oder Jungferngürtel. Zu Recht: Beifuß regt die Muskeltätigkeit der Gebärmutter an. Hebammen nützten dies früher, um die Wehen und damit die Geburt einzuleiten. Aber auch der Eisprung wird gefördert und ein regelmäßiger Menstruationszyklus mit normaler Blutungsstärke kann damit hergestellt werden. Will sich nach jahrelanger hormoneller Verhütung der Zyklus nicht so recht einstellen, versuchen Sie es doch einige Wochen lang mit Beifuß. Ob als Tee, Wein, Tinktur oder Oxymel, die Göttin Artemis hilft.

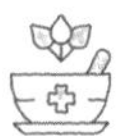

Teekur zur Menstruationsförderung

Zutaten:

40 g Frauenmantelkraut
20 g Rosmarin
10 g Mönchspfefferfrüchte, zerstoßen
10 g Engelwurz
10 g Ingwerwurzel
10 g Anissamen, zerstoßen
500 ml Wasser

Zubereitung:

3 EL der Mischung eine halbe Stunde in kaltem Wasser ansetzen, dann 5 Minuten mit Deckel köcheln lassen. Zugedeckt etwas abkühlen lassen und in eine Thermoskanne filtern.

3 Monate lang täglich bis zum Nachmittag austrinken. Durch den enthaltenen Rosmarin wirkt der Tee anregend.

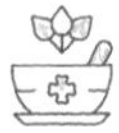

Würze im Essen

Kräuter und Gewürze wie Rosmarin, Beifuß, Liebstöckel, Petersilie, Wacholder, Basilikum, Pfeffer, Ingwer, Zimt und Chili erwärmen, durchbluten den gesamten Organismus und steigern auch die Durchblutung in den Organen des Unterbauchs. Greifen Sie beim Kochen beherzt zu!

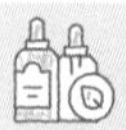

Aromatherapie bei Menstruationsbeschwerden

- Pfefferminze
- Kamille
- Rose
- Lavendel
- Wacholder
- Rosmarin

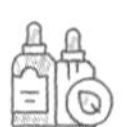

Massagen

In der Lendenwirbelsäule (L2) und im Kreuzbeinbereich liegen die Nervenaustritte und das Nervengeflecht für die Versorgung von Eierstöcken und Gebärmutter. Eine erwärmende Massage des unteren Rückens und des Kreuzbeins sowie der Bauchdecke mit Rosmarin- oder Wacholderöl kann Stauungen lösen.

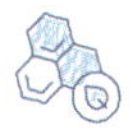

Bienenbrot

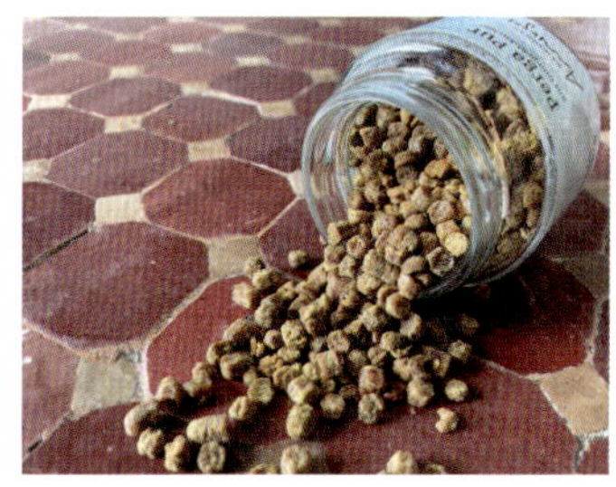

Starker Blutverlust entkräftet den Körper. Perga, der Futtervorrat der Bienen, besteht zum größten Teil aus Kohlehydraten und Eiweiß, darunter essenzielle Aminosäuren. Ungesättigte Fettsäuren, Enzyme, Vitamine, Spurenelemente, Flavonoide und nicht zuletzt Hormone stärken Körper, Immunsystem und Nerven. Das enthaltene Eiweiß ist von den Bienen bereits enzymatisch vorbehandelt, sodass es für viele Menschen leichter verdaulich ist als Pollen.

Sie können Ihren Speiseplan um 1–2 Teelöffel Bienenbrot pro Tag ergänzen – pur, auf ein Butterbrot oder als Topping eines Frühstücksbreis.

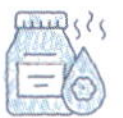

Schröpfen

Auch die TCM führt eine zu schwache Blutung auf einen Stau zurück, daher bietet sich die Anwendung von Schröpfgläsern am unteren Rücken an.

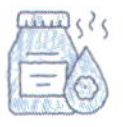

Durchblutung im Becken fördern

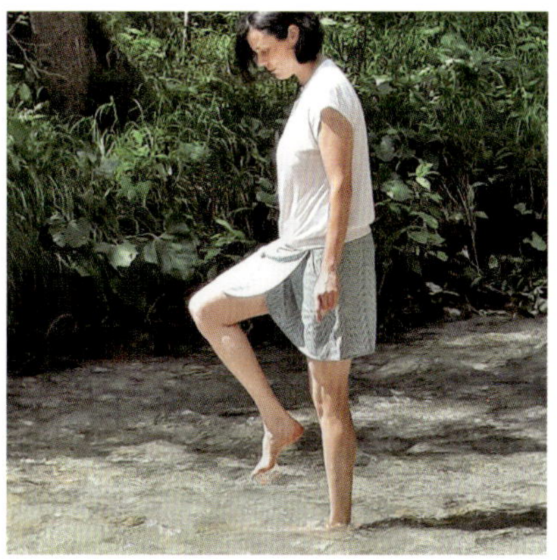

Jede Art von gesunder Bewegung (kein leistungsorientierter Sport) wie Tanzen, Yoga, Pilates, Beckenbodenübungen, flotte Spaziergänge und Laufen fördert die Mehrdurchblutung des Unterbauchs. Auch ansteigende Fußbäder und Kneipp-Anwendungen (siehe Seite 59 und 139) haben diesen Effekt.

Menstruationsschmerzen

Ist die Menstruationsblutung von Schmerzen und Krämpfen bis hin zu Kopfschmerzen, Übelkeit oder Verdauungsproblemen begleitet, spricht man von Dysmenorrhoe.

Eine mögliche Ursache ist ein erhöhter Prostaglandinspiegel, hervorgerufen durch das Ungleichgewicht von Progesteron und Östrogenen. Prostaglandine sind lokale Gewebshormone, die nicht nur an Entzündungsgeschehen im Körper beteiligt sind, sondern auch an den Kontraktionen, die zum Abstoßen der Gebärmutterschleimhaut führen sollen. Auch Endometriose, Zysten oder Myome, die in der Perimenopause vermehrt auftreten, können diese Regelschmerzen verursachen.

Es ist ratsam, mit den entspannenden, krampflösenden Maßnahmen bereits einige Tage vor der erwarteten Menstruation zu beginnen, da eine bereits bestehende Verkrampfung der Muskulatur nicht auf die Schnelle zu lösen ist.

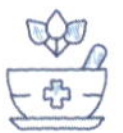

Tinktur gegen Krämpfe

Alkoholischer Auszug aus Gänsefingerkraut, am besten abgefüllt in ein handtaschenfreundliches 30-ml-Tropffläschchen.

Ab 1 Woche vor der erwarteten Regelblutung 3-mal tägl. bis zu 20 Tropfen pur oder in Wasser einnehmen. Bei Bedarf öfter am Tag anwenden.

Tipp: Gänsefingerkraut wirkt bei Krämpfen aller Art, auch bei Verdauungsbeschwerden und Kopfschmerzen.

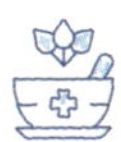

Teemischung gegen Menstruationsschmerzen

Zutaten:

Zu gleichen Teilen:
- Frauenmantel
- Gänsefingerkraut
- Schafgarbe
- Mädesüß

150 ml Wasser

Zubereitung:

1–2 TL Kräutermischung mit siedendem Wasser aufgießen, 10 Minuten zugedeckt ziehen lassen, abseihen.

Bereits vor Einsetzen der Menstruation 2–3-mal täglich eine Tasse trinken.

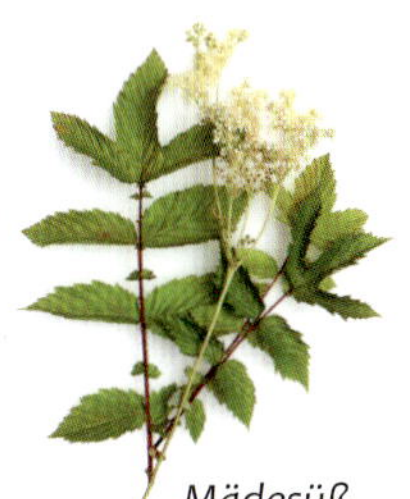

Mädesüß

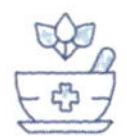

Teemischung zur Anregung der Menstruation

Treten Schmerzen aufgrund von zu schwacher Menstruation auf, kann folgende Mischung die Durchblutung anregen und damit die Periodenblutung fördern.

Zutaten:

40 g Frauenmantel
20 g Liebstöckel
20 g Schafgarbe
10 g Engelwurz
10 g Thymian
500 ml Wasser
Thermoskanne

Zubereitung:

3 EL Kräutermischung mit kochendem Wasser übergießen, 20 Minuten zugedeckt ziehen lassen. In die Thermoskanne abfiltern und über den Tag verteilt trinken.

Über 2–3 Zyklen hinweg 3-mal täglich mit Abstand zum Essen eine Tasse ungesüßten Tee trinken.

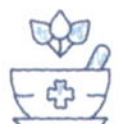

Krampflösender Bauchwickel

Zutaten:

3 EL Kamillenblüten
500 ml Wasser
Stoffwindel oder Geschirrtuch
Badetuch, Wolldecke,
Wärmflasche

Zubereitung:

Kamillenblüten in heißem (nicht kochendem) Wasser 10 Minuten zugedeckt ziehen lassen.

Geschirrtuch im Kamillentee tränken, sehr gut auswringen und um den Unterbauch legen. Badetuch quer fest um den Körper wickeln. Abschließend stramm in eine Wolldecke einwickeln und eine Wärmflasche auf den Bauch legen. Wickel nach 20 Minuten entfernen, anschließend nochmals gut zudecken und ruhen oder schlafen gehen.

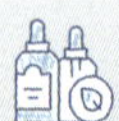

Ätherische Öle für Bäder, Bauchkompressen oder Einreibungen

- Lavendel
- Melisse
- Rose
- Kamille
- Thymian
- Majoran

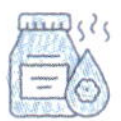

Wärme

Wärme von innen und außen entspannt die Muskulatur des Bauchraumes und der Gebärmutter. Geeignet ist nahezu jeder Wärmespender, ob Wickel, Wärmflasche, Bad oder Heizdecke. Dabei kann die Wärme auch über die Reflexzonen von Gebärmutter und Eierstöcken, in der Lendenwirbelsäule oder über die Füße, angewendet werden. Nach Möglichkeit ist auch Ruhe angezeigt.

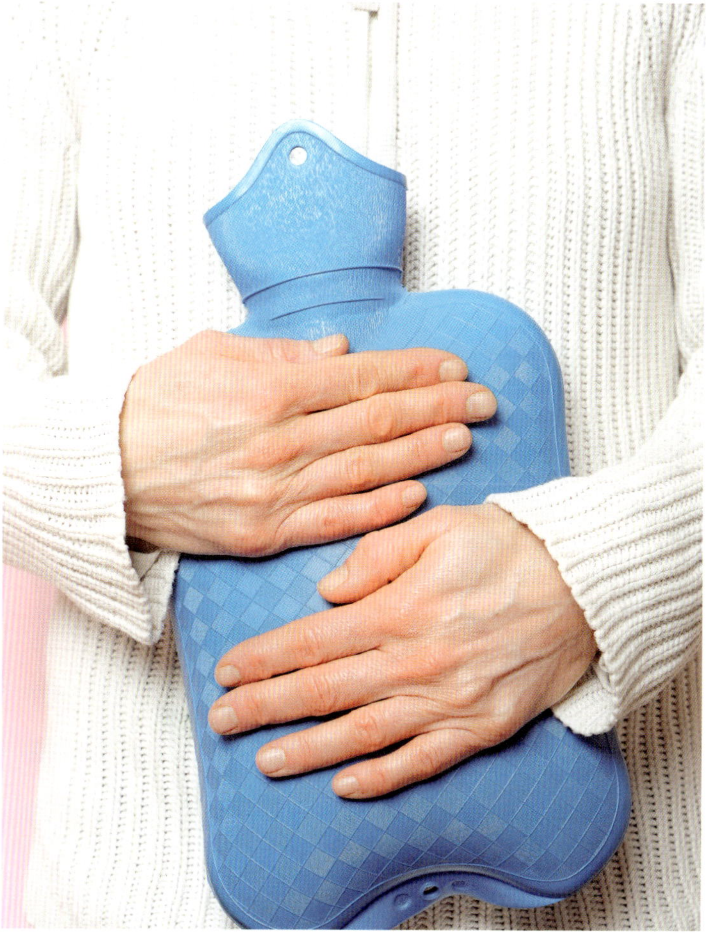

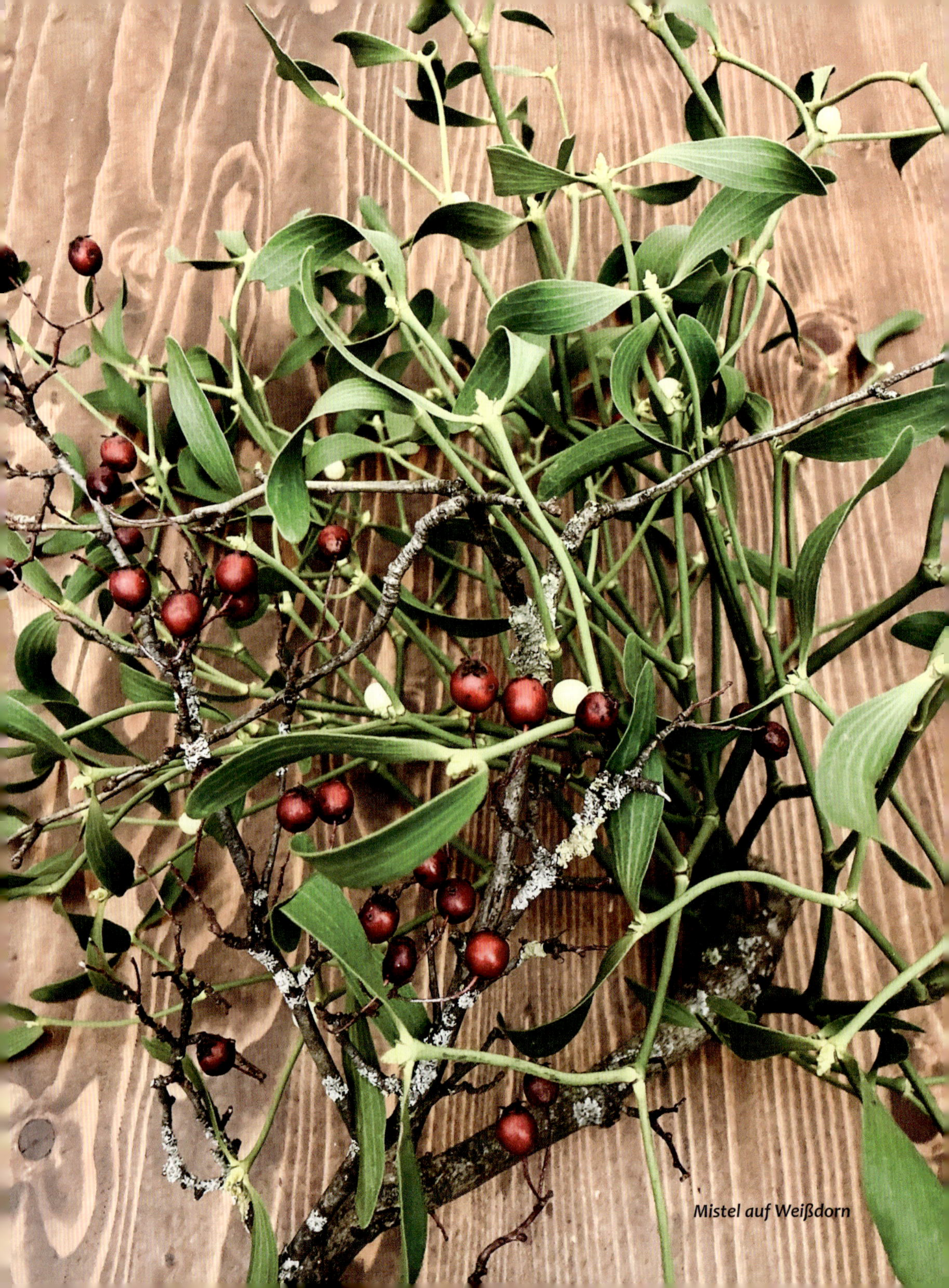

Mistel auf Weißdorn

Funktionelle und nervöse Herzbeschwerden

In den Wechseljahren machen viele Frauen erstmalig Erfahrungen mit Herz- und Blutdruckproblemen. Herzrasen, Herzstolpern, Druck und Enge im Brustraum sind unangenehm und lösen bei den Betroffenen bisweilen Angstgefühle bis hin zur Panik aus. Nehmen Sie solche Auffälligkeiten immer ernst und lassen Sie sie lieber einmal öfter abklären. Wenn der Arzt bzw. die Ärztin keine organische Ursache für diese Funktionsstörungen findet, spricht man von funktionellen Herzbeschwerden. Unangenehm sind diese Gefühle trotzdem – aber es gibt wirksame Helfer.

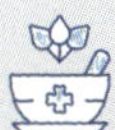

Pflanzen, die die Herztätigkeit positiv beeinflussen

Ihre Wirkstoffe regulieren die Herzaktivität und die Herzdurchblutung, stellen die Blutgefäße weit oder verbessern die Fließeigenschaften des Blutes.

- Weißdorn
- Herzgespann
- Mistel
- Ackerschachtelhalm
- Arnika
- Knoblauch
- Berberitze
- Apfel

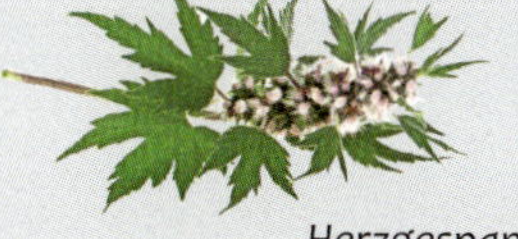

Herzgespann

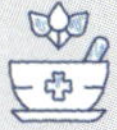

Beruhigende Pflanzen

Diese Pflanzen lindern Herzklopfen, Angst, Stress und Nervosität, dadurch werden auch Blutdruck und Puls gesenkt.

- Hopfen
- Melisse
- Lavendel
- Baldrian
- Johanniskraut

Weißdorn oder Hagedorn wurde früher große Magie zugesprochen, weil er so vielseitig heilkräftig ist. Er steigert die Leistung des Herzmuskels, wirkt durchblutungsfördernd, entkrampft, beruhigt und stärkt auch die Psyche. Dabei findet er als Tee, Tinktur, Likör, Sauerhonig, Salatbeigabe und Sirup Anwendung. Vielerorts wird er als Hecke gepflanzt, ist aber auch als Bäumchen auf Wiesen und in Laubwäldern heimisch.

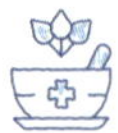

Weißdorntropfen

Dieser alkoholische Auszug wird nach dem Rezept im Kapitel *Anwendung von Heilkräutern* (Seite 13) angesetzt. Derjenige Pflanzenteil des frischen Weißdorns, welcher gerade die meiste Pflanzenenergie aufweist, wird beigefügt. Das sind im Frühling die Knospen, Blüten und Blätter, im Herbst die Beeren. Ansatz am besten in mindestens 60 %igem Alkohol herstellen oder Fertigpräparat aus der Apotheke verwenden.

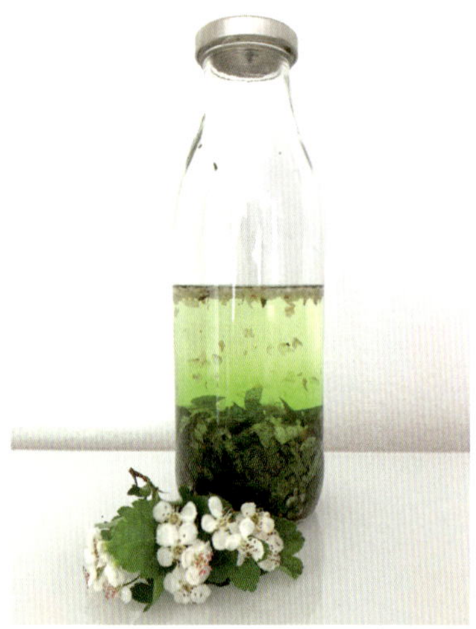

3-mal täglich 20 Tropfen oder bei Bedarf 30 Tropfen pur oder in einem Glas Wasser einnehmen.

Tipp: Ich finde den Geschmack der Weißdorntinktur etwas gewöhnungsbedürftig. Daher setze ich die Tinktur mit hochprozentigem Rum an.

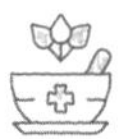

Herz-Tinkturmischung

Folgende Tinkturen werden in der Apotheke oder Drogerie zu gleichen Teilen auf 100 ml gemischt:

- Weißdorn
- Mistel
- Traubensilberkerze
- Ackerschachtelhalm

3-mal täglich 15–30 Tropfen vor den Mahlzeiten einnehmen. Eventuell mit etwas Wasser verdünnen.

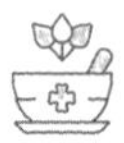

Frauen-Herztee

Zutaten:

50 g Weißdornblüten und -blätter
10 g Herzgespannkraut
10 g Johanniskraut
10 g Lavendelblüten
20 g Apfelschalen, stark zerkleinert
150 ml Wasser

Zubereitung:

2 TL der Mischung mit kochendem Wasser übergießen und nach 10 Minuten abseihen.

2–3-mal täglich oder bei Bedarf eine Tasse trinken.

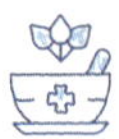

Blähungstee

Manchmal können auch Völlegefühl und Blähungen funktionelle Herzbeschwerden auslösen, dagegen wirkt der Blähungstee. Die Fenchel-, Kümmel- und Anisfrüchte sollten auch großzügig in Speisen mitgekocht werden.

Zutaten:

1–2 TL Fenchel-, Kümmel- oder Anissamen (auch gemischt)
250 ml Wasser

Zubereitung:

Samen anmörsern, 5 Minuten in Wasser kochen, zugedeckt abkühlen lassen, abseihen.

Über den Tag verteilt trinken.

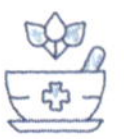

Arnika-Notfallspray

Arnika kennen viele Menschen nur als Erste-Hilfe-Tinktur bei Verletzungen. Dabei soll diese vielseitige Notfallpflanze schon Johann Wolfgang von Goethe über einen Herzanfall hinweggeholfen haben.

Füllen Sie einen Teil der Tinktur in ein Sprühfläschchen. Für schnelle Beruhigung bei Herzklopfen und Pulsrasen besprühen Sie Dekolleté und Rippen, bei Schwindel und Kreislaufproblemen verteilen Sie etwas Sprühnebel rund um den Kopf.

Auch auf verletzten Knöcheln oder Insektenstichen ist die Sprayanwendung angenehmer als eine Einreibung.

Arnika

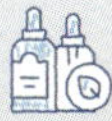

Ätherische Öle, die Herz und Nerven stärken

- Johanniskraut
- Melisse
- Rose
- Rosmarin
- Lavendel
- Nadelhölzer

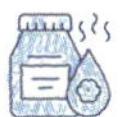

Rückenmassagen

Funktionelle Herzbeschwerden sind oft Folge einer verspannten Rückenmuskulatur. Vor allem der 5. Brustwirbel zwischen den Schulterblättern spielt reflektorisch eine wichtige Rolle. Rückenmassagen und die Behandlung von Faszien und Triggerpunkten mit Johanniskrautöl verschaffen hier Erleichterung.

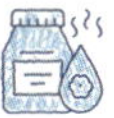

Heilerde und Backnatron

Sodbrennen und Verdauungsgase, die gegen das Zwerchfell drücken, verursachen ebenfalls Engegefühl, Brustdruck und Atemnot. Linderung bringt die Einnahme von 1 TL Heilerde oder Backnatron in einem Viertelliter Wasser.

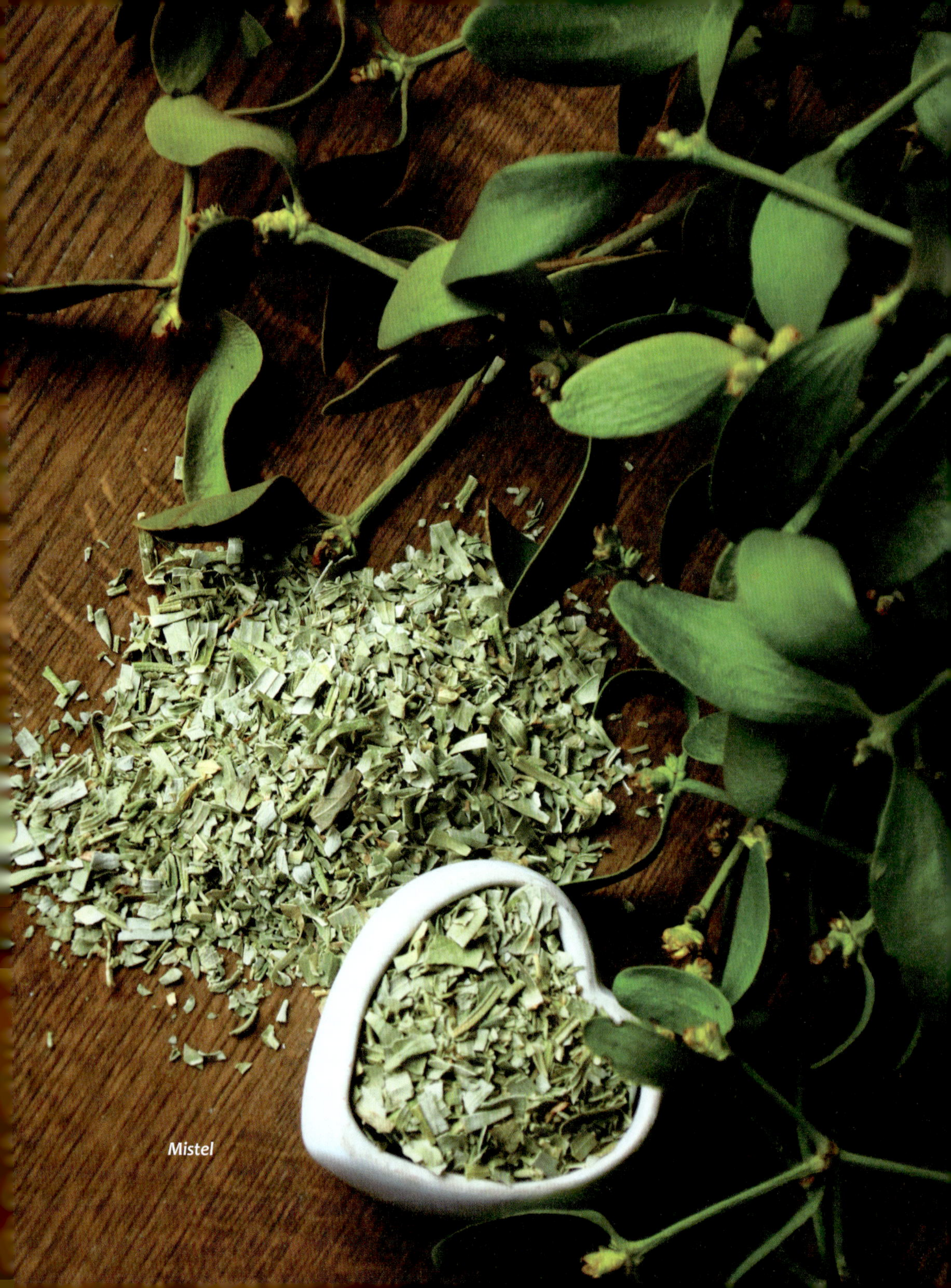

Mistel

Erhöhter Blutdruck

Bluthochdruck-Spezialist:innen setzen den Grenzwert für Bluthochdruck bei 140/90 mm Hg in Ruhe an. Unter medikamentöser Behandlung ist der Zielwert 135/85 mm Hg in Ruhe. Frauen, die ein Leben lang niedrigen Blutdruck hatten, können in der Peri- und Postmenopause plötzlich erhöhte Blutdruckwerte haben. Ein Grund dafür ist der gesunkene Östrogenspiegel, denn Östrogene weiten die Blutgefäße. Diese gefäßschützende Wirkung lässt mit rückläufiger Östrogenproduktion nach und das Herz muss einen höheren Pumpdruck anwenden, um gegen die verengten Blutgefäße anzukommen. Erhöhter Blutdruck über mehrere Messungen hinweg bedarf ärztlicher Behandlung.

Tipp: Blutdruckmessungen werden gratis in der Apotheke durchgeführt. Es lohnt sich aber, ein digitales Blutdruckmessgerät für zu Hause anzuschaffen, um Werte über mehrere Tage hinweg zu erhalten. Viele dieser Manschettengeräte übertragen das Messergebnis bereits via App an das Smartphone, sodass eine schnelle und unkomplizierte Dokumentation über einen längeren Zeitraum möglich ist.

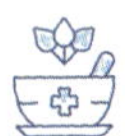

Kaltauszug aus Mistelkraut

In der Schulmedizin findet die Mistel bei der Bekämpfung von Tumorgeschehen Anwendung. Die TEM schätzt sie aber auch wegen ihrer blutdrucksenkenden und -regulierenden Eigenschaften.

Zutaten:

1 TL Mistelkraut
1 TL Hibiskusblüten
250 ml Wasser

Zubereitung:

Kräuter in kaltem Wasser über Nacht zugedeckt ansetzen, dann abfiltern.

Morgens und abends je 1/8 l des Ansatzes maximal lauwarm, besser kalt trinken.

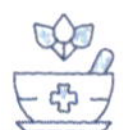

Apfelessig-Mistel-Trank

Zutaten:

2 TL Mistelkraut
2 TL naturbelassener Apfelessig
1 TL Honig
250 ml Wasser

Zubereitung:

Mistelkraut und Apfelessig über Nacht zugedeckt mit kaltem Wasser ansetzen, dann durch ein Sieb filtern und Honig zufügen.

Über den Tag verteilt schluckweise trinken.

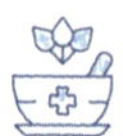

Berberitzentee

Zutaten:

1 TL Berberitzenrinde
1 frische Apfelschale
150 ml Wasser

Zubereitung:

Rinde und Schale mit siedendem Wasser übergießen, 20 Minuten stehen lassen, abseihen.

Über einen längeren Zeitraum 2–3-mal täglich 1 Tasse trinken.

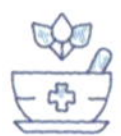

Heidelbeeren

1 Tasse frische Heidelbeeren täglich kann den Blutdruck langfristig um bis zu 6 % senken. Darüber hinaus wirken Heidelbeeren durch die enthaltenen Anthocyane entzündungshemmend und gefäßschützend. Die blauen Powerfrüchte sind ein kalorienarmer Snack zwischendurch und bereichern jedes Frühstück (z. B. die Frühstückscreme auf Seite 31).

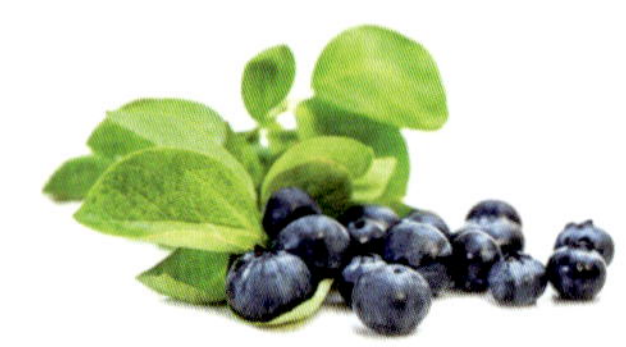

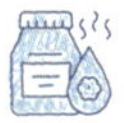

Lebensstil überprüfen

Es empfiehlt sich, Rauchen, Alkohol, Kaffee, Zucker, Stress und Übergewicht zu reduzieren sowie mehr Bewegung und pflanzliche Nahrungskomponenten (basenlastige Ernährung) in den Alltag einzubauen. Achten Sie außerdem darauf, täglich 1,5–2 l Wasser und Kräutertee zu trinken.

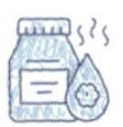

Salz reduzieren

Unter vielen Maßnahmen zur Veränderung des Lebensstils sticht eine durch ihre Effizienz hervor: die deutliche Reduktion von Salz. Hoher Salzkonsum erweist sich als blutdrucksteigernd. Insbesondere in Brot, Fertiggerichten, Chips und Wurstwaren ist zur Haltbarmachung und Geschmacksverstärkung viel Salz enthalten. Setzen Sie beim Kochen verstärkt Sellerie, Petersilie, Liebstöckel, Zwiebeln, Tomaten und Pilzpulver als natürliche Geschmacksverstärker ein.

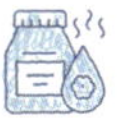

Entwässernde Maßnahmen

Laut der mittelalterlichen Säftelehre wird Bluthochdruck durch ein Zuviel an Flüssigkeit im Körper verursacht. Brennnessel, Löwenzahn, Birkenblätter, Linden- oder Holunderblüten, Goldrute und Petersilie entwässern den Körper und können so zur Blutdrucksenkung beitragen. Nicht dauerhaft anwenden.

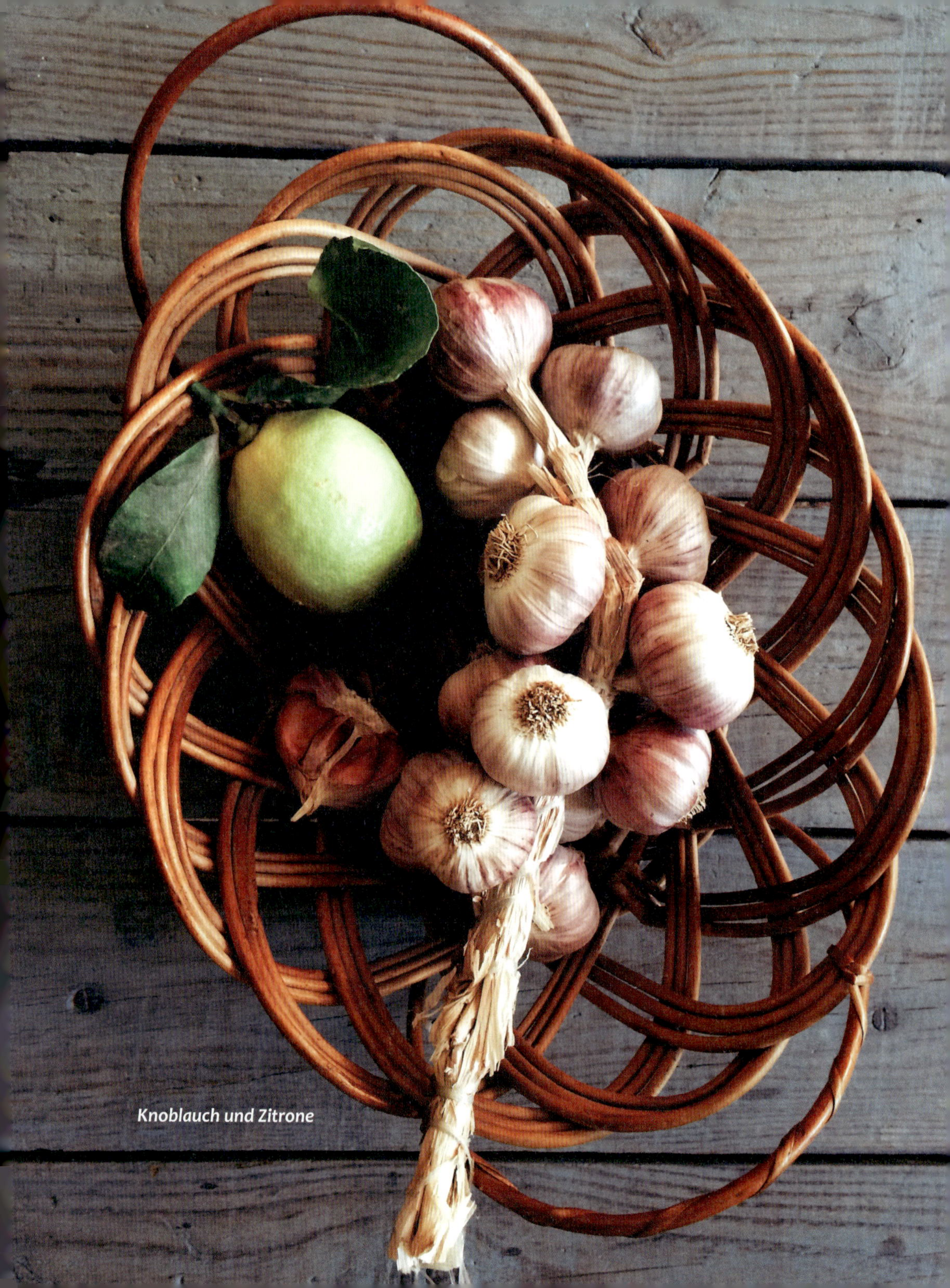

Knoblauch und Zitrone

Erhöhter Cholesterinspiegel und Arteriosklerose

Cholesterin oder Cholesterol ist ein in der Leber produzierter, fettähnlicher Stoff, der im Körper u. a. als Transportmedium und Baustoff für Zellmembranen notwendig ist und zur Verarbeitung von Vitamin D und Hormonen, auch Sexualhormonen, beiträgt.

Während der reproduktiven Jahre verbrauchen wir vermehrt Cholesterin, z. B. um Sexualhormone herzustellen und Gewebe für die mögliche Einnistung eines Embryos aufzubauen.

Sinkt die Eierstockaktivität, sinkt auch der Cholesterinverbrauch und es ist mehr freies Cholesterin im Blut nachweisbar. Einige Cholesterolbestandteile können sich als Plaque an den Arterienwänden ablagern (Arteriosklerose) und die Blutgefäße verengen. Dies führt wiederum zu höherem Blutdruck und im schlimmsten Fall zum Infarkt oder Schlaganfall durch Bildung eines Thrombus aus verklebten Blutplättchen.

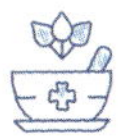

Knoblauchkur

Zutaten:

60 g Knoblauchzehen, geschält
5 unbehandelte Zitronen, samt Schale in dünne Scheiben geschnitten

Zubereitung:

Zutaten in einem Liter Wasser zum Kochen bringen, einmal aufkochen lassen, dann das Wasser abgießen. Knoblauch und Zitrone pürieren, in ein Glas abfüllen und im Kühlschrank lagern.

3 Wochen lang täglich nach dem Mittag- oder Abendessen 1 Schnapsglas trinken, dann eine Woche Pause machen, anschließend erneut 3 Wochen einnehmen. Kur 1–2-mal pro Jahr anwenden.

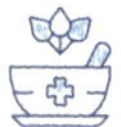

Knoblauch im Speiseplan

Aus Angst vor peinlichem Mundgeruch hat sich unser Knoblauchkonsum deutlich reduziert. Dabei schützt das Zwiebelgewächs nicht nur die Blutgefäße und damit Herz und Gehirn, sondern es finden sich darin auch Substanzen, die Viren, Bakterien und auch Pilze wirksam bekämpfen und damit das Immunsystem aktiv unterstützen.

Greifen Sie daher in Erkältungszeiten zu einem Butter- oder Schmalzbrot mit Knoblauchscheiben und Thymian. Oder reichen Sie Olivenöl mit gehackter Petersilie und Knoblauch zu Schafskäse, Steaks, Kartoffeln oder frischem Weißbrot.

Tipp: Knoblauchkiller: Mundgeruch lässt sich sehr gut durch das Kauen von Kaffeebohnen oder Petersilienblättern vertreiben. Auch Chlorophylldragees aus der Apotheke haben sich bewährt.

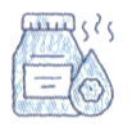

Pflanzliche Lipidsenker

Folgende Lebensmittel wirken positiv auf den Leberstoffwechsel, sind entzündungshemmend, stärken die Gefäßwände und sollten daher in den Speiseplan aufgenommen werden: Artischocke, Gelbwurz, Bärlauch, Knoblauch, Zwiebel, Apfel, Flohsamen, Hafer, Sojabohne, Leinsamen und Tomatensaft sowie Wildfleisch und Fisch aus kalten Gewässern zur Versorgung mit Omega-3-Fettsäuren.

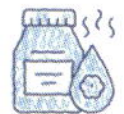

Heilerde

Heilerde kann Gallensäure binden. Der Körper muss für deren Neubildung auf Cholesterin aus dem Blut zurückgreifen, wodurch wiederum der Cholesterinspiegel positiv beeinflusst werden kann.

Täglich 1 TL Heilerde in einem Glas Wasser auf nüchternen Magen trinken. Auch 1 Stunde vor einer üppigen Mahlzeit zu empfehlen.

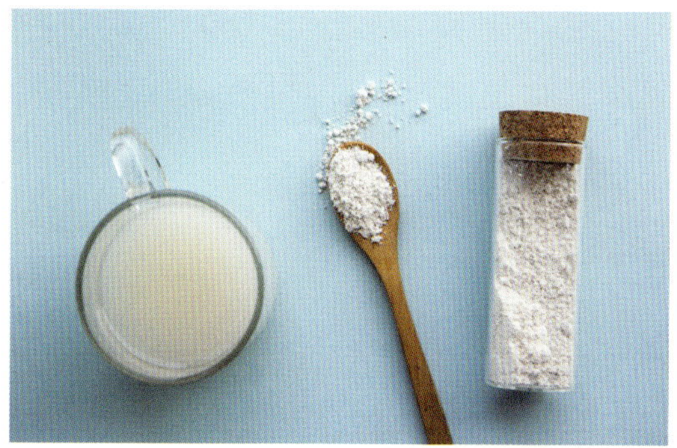

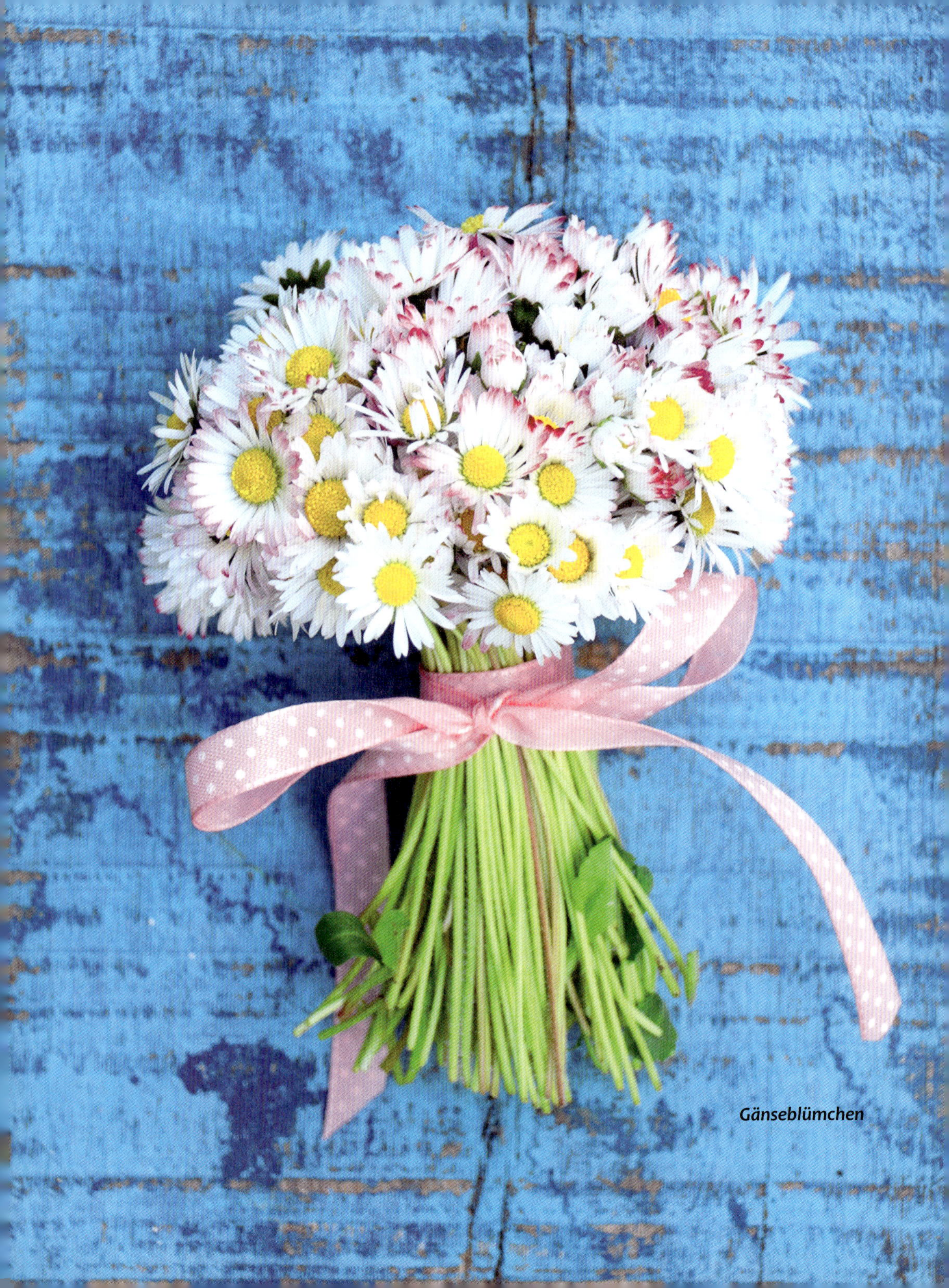
Gänseblümchen

Balance für Haut, Haare und Nägel

Die Haut ist nicht nur unser größtes Organ, sondern auch das Kontaktorgan, über welches wir mit unserer Umwelt kommunizieren. Feinste Nervenenden nehmen Kälte, Wärme und Berührung wahr. Und wir Menschen nehmen uns größtenteils über unser äußeres Erscheinungsbild wahr. Viele Frauen definieren sich über den Zustand ihrer Haut. Wird sie schlaffer und farbloser, großporig und faltig oder überzogen von Pigmentflecken und Stielwarzen (Fibromen), wird dies als das sichtbares Zeichen gewertet, dass man alt und unattraktiv wird. Synthetische Pflegeprodukte auf Erdölbasis, im schlechtesten Fall noch mit Mikroplastik versetzt, können da nur oberflächliche Korrekturen vornehmen, die bei der abendlichen Hautreinigung wieder abgewaschen werden. Natürliche Pflanzenöle hingegen vermögen den Lipidmantel der Hautzellen zu durchdringen und den Zellstoffwechsel zu verbessern. Dadurch wird die Haut feinporiger und elastischer.

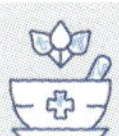

Pflanzen für gesunde, schöne Haut

- Ringelblume
- Rotklee
- Brombeer-/Himbeer-/Erdbeerblätter
- Gänseblümchen
- Wildes Stiefmütterchen
- Ackerschachtelhalm
- Spitzwegerich
- Schafgarbe
- Kamille
- grüner Tee
- Efeu
- Rosmarin
- Lavendel
- Granatapfel
- Leinsamen

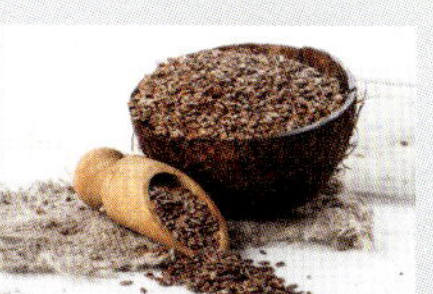

Leinsamen

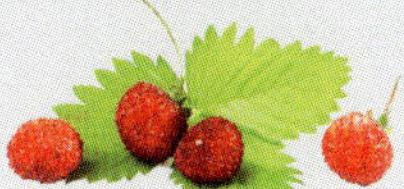

Erdbeerblätter

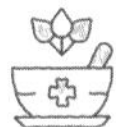

Zinnkrauttee

Das Zinnkraut, eigentlich Ackerschachtelhalm, fühlt sich im frischen Zustand rau wie Schmirgelpapier an. Dies machte man sich früher zunutze, um damit Zinngefäße blank zu polieren. Die raue Oberfläche ergibt sich durch den hohen Gehalt an Kieselsäure (bis zu 10 %). Kieselsäure kräftigt das Bindegewebe und stärkt Haut, Haare, Nägel und Knochen. Auch Knorpel, Bandscheiben, Sehnen, Blutgefäße und sogar die Zähne profitieren von einer ausreichenden Versorgung mit Kieselsäure.

Um die Kieselsäure aus der Pflanze zu lösen und damit für den Organismus verfügbar zu machen, können Sie folgenden Auszug zubereiten (Zeitaufwand: 12,5 Stunden, hauptsächlich über Nacht). Da der Zinnkrauttee kurmäßig getrunken werden sollte, empfiehlt sich die Zubereitung der Tagesration. Dieser Auszug schmeckt auch kalt gut.

Zutaten:

3 EL getrocknetes Ackerschachtelhalmkraut (am besten aus Apotheke oder Drogerie, da Verwechslungsgefahr mit einem giftigen Verwandten besteht)
750 ml Wasser

Zubereitung:

Das Kraut in kaltem Wasser zugedeckt über Nacht stehen lassen. Dann 30 Minuten sanft köcheln lassen (nicht sprudelnd kochen) und abfiltern.

Trinken Sie 500–750 ml Ackerschachtelhalmtee über den Tag verteilt 3 Wochen lang, machen Sie dann 2 Wochen Pause und trinken Sie den Tee anschließend erneut 3 Wochen lang. Der Tee wirkt auch harntreibend, daher die letzte Tasse am Nachmittag trinken und immer auch zusätzlich genug Flüssigkeit aufnehmen.

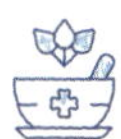

Blütenteemischung

Zutaten:

Zu gleichen Teilen Blüten von
- Gänseblümchen
- Wildem Stiefmütterchen
- Ringelblume
- Schafgarbe
- Rotklee

250 ml Wasser

Zubereitung:

1 EL Blüten mit siedendem Wasser aufgießen und 5 Minuten zugedeckt ziehen lassen.

2–3-mal täglich 1 Tasse trinken. Kann auch als Kur angewendet werden: In diesem Fall 3 Wochen lang 3-mal täglich 1 Tasse trinken, dann 1 Woche Pause machen, anschließend die Kur weitere 3 Wochen anwenden.

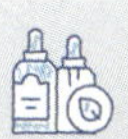

Hydrolate als Gesichtswasser

- Rose
- Geranie
- Lavendel
- Hamamelis
- Veilchen

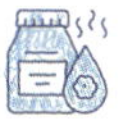

Effektive Anti-Aging-Mittel aus dem Alltag

Die wichtigsten Anti-Aging-Mittel für die Haut sind Wasser, Schlaf, Durchblutung und Sonnenschutz. 1,5–2 l kohlensäurefreies Wasser pro Tag, auch ungesüßten Kräutertee, sollte eine erwachsene Person trinken, bei Hitze und nach körperlicher Anstrengung sogar mehr. Die körperliche Anstrengung ist überaus wichtig, denn sie steigert die Durchblutung. In Verbindung mit 7–9 Stunden Schlaf unterstützen diese Maßnahmen den Flüssigkeitshaushalt, die Entgiftung und die Regeneration (nicht nur) der Hautzellen. Darüber hinaus beginnt Anti-Aging bereits beim Sonnenschutz im Kindesalter, zumal UV-Strahlung die Haut irreparabel schädigt und Hautkrebs verursachen kann.

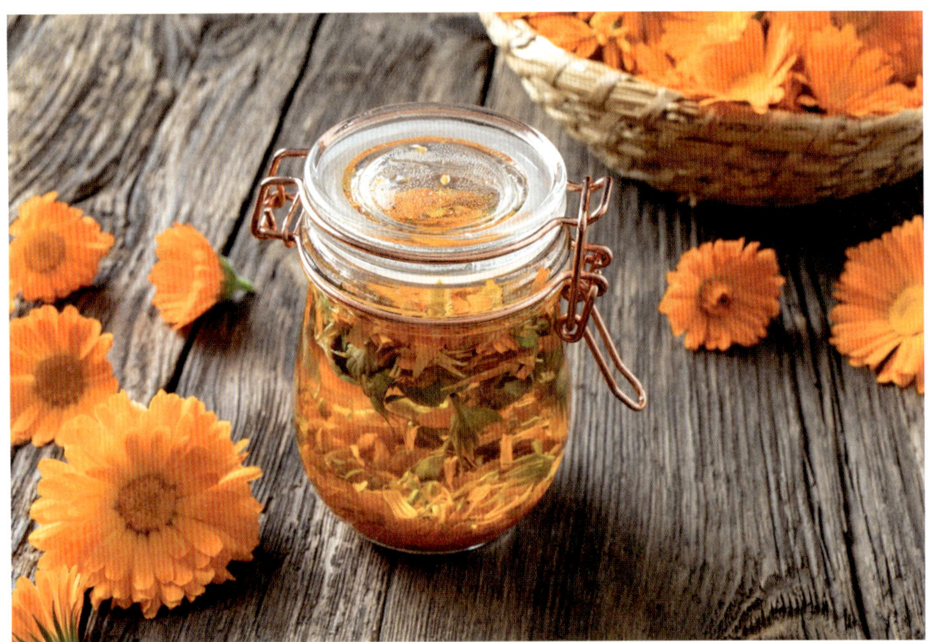

Hautunreinheiten

Wie auch in der Pubertät und in der Schwangerschaft befindet sich der weibliche Körper in der frühen Perimenopause im hormonellen Ausnahmezustand. Hautunreinheiten, große Poren, Pickel und Akne können erste Anzeichen der beginnenden Wechseljahre sein.

Neben Kräutern und ätherischen Ölen kann hier auch die Apitherapie sehr hilfreich sein. Die entzündungshemmenden, antibakteriellen und antioxidativen Eigenschaften von Produkten aus dem Bienenstock machen sie zu wertvollen und wirksamen Begleitern in der Behandlung entzündeter und irritierter Haut.

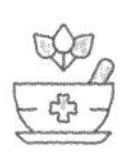

Entzündungshemmendes Gesichtswasser

Zutaten:

2 EL Spitzwegerichblätter (von März bis November frische Pflanze: 4 EL)
1 EL Ringelblumenblüten
1 EL Kamillenblüten
1 TL Grünteeblätter
150 ml Wasser
1 EL Honig
20 ml Alkohol (mindestens 70 %) oder Apfelessig

Zubereitung:

Pflanzen mit siedendem Wasser übergießen, 10–12 Stunden zugedeckt abkühlen lassen, dann in eine ausgekochte Flasche abseihen. Honig und Alkohol/Essig zufügen, dunkel und kühl lagern.

Bei der täglichen Reinigung, gegebenenfalls auch mehrmals täglich, mit einem Wattebausch oder einem Mulltuch auf die betroffenen Hautpartien auftupfen.

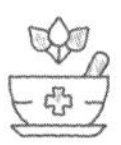

Blüten-Tonikum

Zutaten:

1 TL Stiefmütterchenkraut
1 TL Rosenblätter
1 TL Lavendelblüten
200 ml Wasser

Zubereitung:

Pflanzen mit heißem (nicht kochendem) Wasser übergießen, 10 Minuten zugedeckt ziehen lassen, abseihen.

Bei der täglichen Reinigung, gegebenenfalls auch mehrmals täglich, mit einem Wattebausch oder einem Mulltuch auf die betroffenen Hautpartien auftupfen. Am besten immer frisch zubereiten.

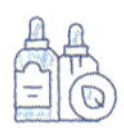

Aromamischung bei Akne

Zutaten:

4 Tr. Teebaumöl
3 Tr. Bergamottenöl
3 Tr. Lavendelöl
30 ml Ringelblumenöl auf Mandel-, Oliven- oder Weizenkeimbasis
1 desinfizierte 30-ml-Tropfflasche (aus braunem, grünem oder blauem Glas)

Zubereitung:

Alle Zutaten in die Tropfflasche füllen. Mischung morgens und abends auf die betroffenen Hautpartien auftupfen.

Teebaumöl und Bergamotte wirken desinfizierend, Lavendel beruhigt die Haut. Ringelblumenöl regeneriert, unterstützt den Hauteigenschutz und ist besonders für fette, großporige Mischhaut geeignet.

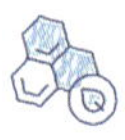

Honigmaske

Honig entgiftet das Gewebe, wirkt schmerzlindernd und austrocknend bei Pickeln und stabilisiert den Säureschutzmantel der Haut.

3 EL Bienenhonig auf Gesicht, Dekolleté und zwischen den Schulterblättern verstreichen, 20 Minuten einwirken lassen, dann mit lauwarmem Wasser abspülen.

Am besten wird diese Maske in der Badewanne oder mit einem dicken Badetuch als Unterlage gemacht, da sich der Honig durch die Körperwärme verflüssigt und zu fließen beginnt.

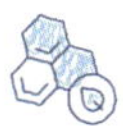

Propolistinktur

Propolis, das Kittharz der Bienen, wirkt stark antibakteriell und entzündungshemmend. Es kann, z. B. nach einer porenerweiternden Inhalation, auf besonders stark betroffene Stellen mehrmals täglich aufgetupft werden. Je nach Alkoholgehalt der Tinktur kann diese kurz auf der Haut brennen.

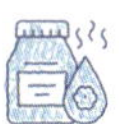

Gesichtsmaske mit Heilerde

Zutaten:

1 Handvoll frische Efeublätter
ca. 50 g Heilerde
200 ml Wasser

Zubereitung:

Efeublätter zerkleinern, in kaltem Wasser ansetzen und kurz zum Kochen bringen. 20 Minuten abkühlen lassen, abseihen. Nach und nach mit Heilerde zu einer dicken Paste verrühren.

Paste auf die betroffenen Hautpartien im Gesicht, am Dekolleté und am Rücken auftragen. 20 Minuten einwirken lassen, mit handwarmem Wasser abspülen oder abduschen.

Tipp: Wenn etwas Paste übrigbleibt, können Sie diese am nächsten Tag mit ein wenig Wasser wieder flüssig rühren und die Anwendung wiederholen.

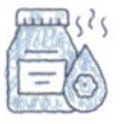

Ernährung

Um die Haut bei ihren Stoffwechselprozessen zu unterstützen, empfiehlt sich eine ausgewogene, ballaststoffreiche Ernährung mit frischen Zutaten und wertvollen Fetten. Besonders ist auf die Zufuhr von Vitamin A, C, E und Zink zu achten. Zucker, Alkohol, Rauchen, Fertiggerichte und Chips sollten eine Ausnahme bilden.

Trockene Haut

Östrogen ist maßgeblich dafür verantwortlich, dass in der Haut kollagene Fasern und Elastin eingelagert werden. Die Haut kann Wasser und Fett speichern und sieht dadurch straff und glatt aus. Wenn in der späteren Perimenopause und in der postmenopausalen Zeit der Östrogenspiegel absinkt, fehlen Kollagen und Elastin zunehmend. Die Haut verliert an Elastizität, wird trockener und der Zellstoffwechsel ist um bis zu 15 % reduziert. Die Haut wirkt dadurch dünner und heilt auch schlechter.

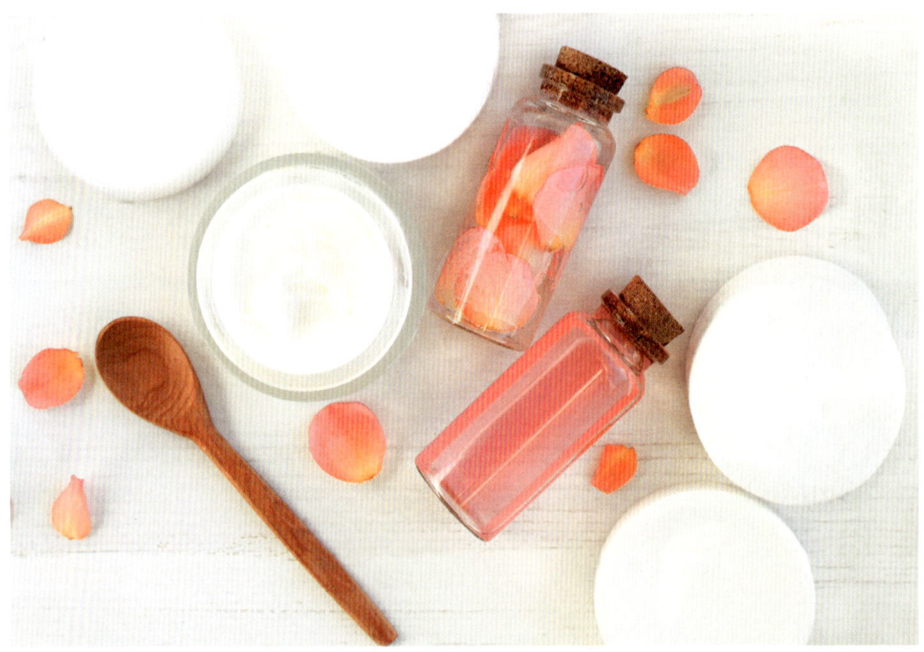

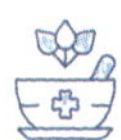

Durchblutendes, regeneratives Gesichtswasser

Zutaten:

10 ml Weißdorntinktur
40 ml Rosenhydrolat (nicht aus dem Lebensmittelregal, da die Backzutat oft künstliche Aromen enthält)
¼ TL Bienenhonig

Zubereitung:

Alle Zutaten in ein sauberes 50-ml-Fläschchen füllen, gut schütteln. Dunkel und kühl lagern.

Täglich für die Gesichtspflege verwenden.

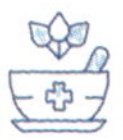

Schnelle Schüttellotion

Eine schnelle Alternative für alle, die keine Zeit für die Herstellung selbst gerührter Cremes haben. Die feuchtigkeitsspendende Wasserphase und die pflegende Fettphase verbinden sich ganz ohne Emulgatoren – nur durch kräftiges Schütteln.

Zutaten:

40 ml Hydrolat aus Rose, Orangenblüte oder Lavendel
Alternativ: 40 ml stilles Mineralwasser mit
5 Tr. ätherisches Öl/Ölmischung
10 ml Ringelblumentinktur
50 ml fettes Trägeröl
(siehe Kasten auf Seite 108)
100-ml-Pumpspender, sauber und mit Alkohol desinfiziert

Zubereitung:

Alle Zutaten in das Fläschchen füllen und vor jedem Auftragen gut schütteln.

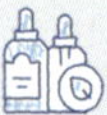

Hydrolate für trockene Haut

- Rose
- Hamamelis
- Iris

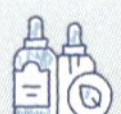

Ätherische Öle für trockene, reife Haut

- Bergamotte
- Iris
- Lavendel
- Rose
- Rosengeranie
- Sandelholz
- Vetiver
- Weihrauch
- Zeder

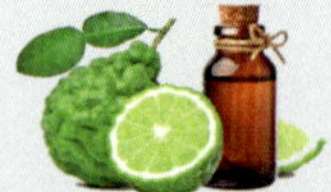

Bergamotte

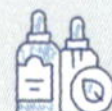

Fette Trägeröle zur Hautpflege

- **Aprikosenkernöl, Granatapfelkernöl:** unterstützen Zellregeneration und -stoffwechsel, speichern Feuchtigkeit, festigen; auch für die Augenpartie geeignet; begrenzt haltbar
- **Kürbiskernöl:** bei stark ausgetrockneter Haut; stärkt das Bindegewebe, zur Behandlung von Dehnungsstreifen geeignet
- **Rizinusöl:** gegen Pigmentflecken, sehr gut bei rissiger Haut oder Hornhaut, auch zur Haarpflege geeignet
- **Ringelblumensamenöl:** zellregenerierend, stärkt den Eigenschutz der Haut, bei großporiger Haut und Mischhaut geeignet
- **Sanddornfruchtfleischöl:** wirkt antibakteriell und antioxidativ; Schutz vor UV-Strahlen; kann orange färben; ergänzend innerlich einnehmen (5–10 Tr. zu einer Mahlzeit)
- **Traubenkernöl, Wildrosenöl:** regenerativ, schützen die Zellmembran, spenden Feuchtigkeit; für sensible, fette Haut und Mischhaut geeignet
- **Nachtkerzenöl, Borretschöl, Hanföl:** bei gereizter, entzündlicher oder irritierter Haut; hautstraffend

Tipp: Tragen Sie Pflegeöle nach dem Duschen oder Baden auf die noch feuchte Haut auf, damit sie besser aufgenommen werden können.

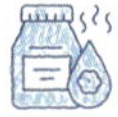

Milchbad

Sauer gewordene Milch, Molkeabguss von Topfen/Quark, Joghurt und Sauerrahm oder ein Becher frisches Obers/frische Sahne mit 5 Tropfen ätherischen Ölen vermengt versorgen trockene Haut mit Feuchtigkeit. Die Milchsäure stabilisiert den Säureschutzmantel der Haut, das Eiweiß bindet Feuchtigkeit, die Nährstoffe versorgen die Hautzellen und Milchfett fettet nach. Die Badetemperatur sollte nicht zu hoch sein.

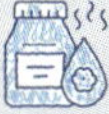

Tipps bei trockener Haut

- Im Winter feuchte Wäsche in stark geheizten Räumen aufhängen.
- Maximal 3 Minuten lang duschen.
- Nach dem Duschen oder Baden 1 Minute lang kalt abduschen – das durchblutet und verleiht dem Bindegewebe Festigkeit (nicht bei venöser Insuffizienz anwenden).
- Bürstenmassagen, Massagen und Dampfbäder durchbluten und versorgen Haut und Bindegewebe.
- Verzichten Sie auf Duschgel, stattdessen kann sparsam Marseiller Seife benützt werden.

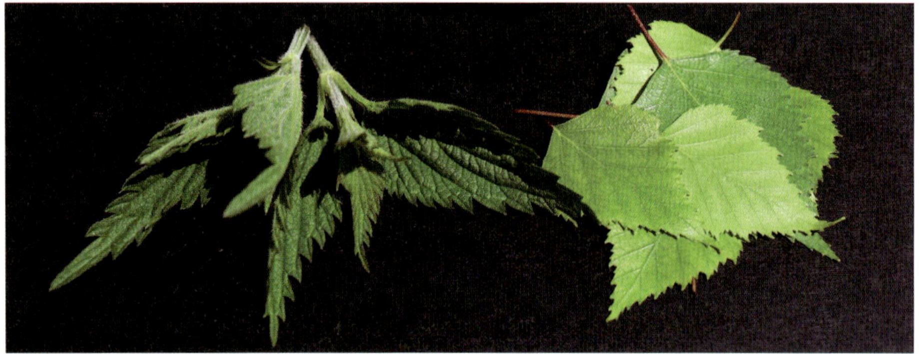

Haare und Nägel

Wenn der Spiegel der weiblichen Hormone sinkt, spielt Testosteron wieder eine größere Rolle. Am Kopf werden die Haare dünner, dafür machen sie sich an anderen Stellen, wie im Gesicht, unbeliebt. Der Zellstoffwechsel verlangsamt sich auch in der Kopfhaut und in den Haarwurzeln, sie werden schlechter durchblutet und damit schlechter mit Mineralstoffen und Spurenelementen versorgt. Die Haare wachsen dünner, die Kopfhaut wird trockener, schuppig oder juckt. Auch die Nägel können brüchig werden.

Da Haare durchschnittlich 1 cm pro Monat wachsen, wird ein Behandlungserfolg frühestens nach 2 Monaten sichtbar.

Starker Haarausfall kann seine Ursache auch in Schilddrüsen- und Nebennierenproblemen sowie in Stoffwechselkrankheiten haben, aus diesem Grund ist bei Haarausfall, zunächst ein Blutbild beim Arzt bzw. bei der Ärztin anzuraten.

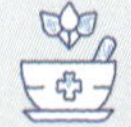

Hilfreiche Pflanzen

- Birke
- Bockshornklee
- Klette
- Brennnessel
- Ackerschachtelhalm
- Rosmarin
- Arnika

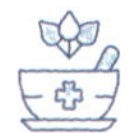

Haarpackung

Zutaten:

50 g Bockshornkleesamen, in Pulverform
250 ml lauwarmes Wasser

Zubereitung:

Etwas Bockshornkleesamenpulver mit Wasser anrühren, bis ein dünner Brei entsteht. 1–2 Stunden quellen lassen und auf die Kopfhaut auftragen, 20 Minuten einwirken lassen. Mit lauwarmem Wasser ausspülen. Eine vorhergehende Haarwäsche ist nicht notwendig.

Tipp: Zum Schutz der Umgebung setze ich bei Anwendung der Haarpackung gerne Duschhauben auf, wie man sie als Hotelgast bekommt.

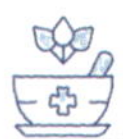

Haarwasser

Zutaten:

1 EL frische Birkenblätter
1 EL frische Brennnesselblätter
1 EL frischer Rosmarin (die Nadeln)
100 ml Alkohol (40 %)
30 ml stilles Mineralwasser
20 ml Klettenwurzelöl
3 Tr. ätherisches Wacholderöl
3 Tr. ätherisches Zedernöl

Zubereitung:

Mit den frischen Blättern eine Tinktur in Alkohol ansetzen. Bei Zimmertemperatur (aber nicht in der prallen Sonne) stehen lassen und nach 3 Wochen in eine saubere, dunkle Flasche filtern. 30 ml der Tinktur in eine 100-ml-Pipettenflasche füllen und die restlichen Zutaten dazugeben.

Vor Gebrauch gut schütteln. Abends mit einer Pipette auf die Kopfhaut auftragen und mit den Fingerspitzen einmassieren.

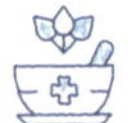

Haarspülung

Zutaten:

3 TL Brennnessel- oder Birkenblätter
250 ml Wasser

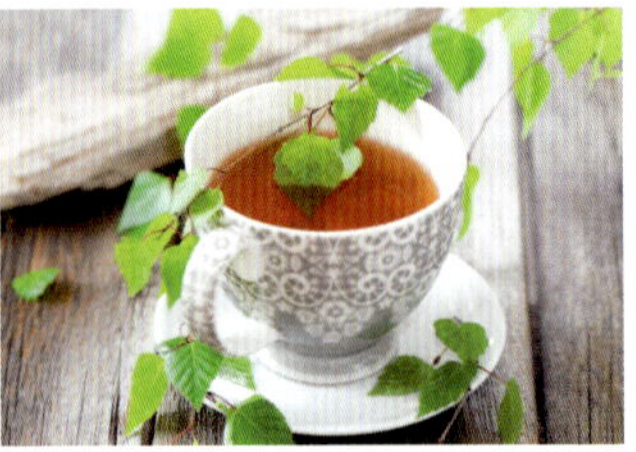

Zubereitung:

Einen Tee zubereiten, abkühlen lassen, abfiltern.

Lauwarmen Tee als letzte Spülung nach jeder Haarwäsche verwenden. Nicht ausspülen.

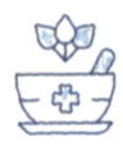

Stärkende Haar- und Nagelpflege

Mit Klettenwurzelöl täglich die Kopfhaut und/oder die Nägel massieren.

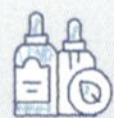

Aromatherapie für Haare und Nägel

- Rosmarin
- Lavendel
- Wacholder
- Zeder
- Zypresse
- Sandelholz

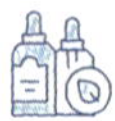

Nagelöl

Durch häufiges Händewaschen und Desinfizieren wird die empfindliche Haut rund um das Nagelbett trocken. Auch die Nägel werden durch intensive Handhygiene ausgetrocknet. Um Nagelhaut und Nägel zu schützen, sollte das Nagelöl täglich vor dem Zubettgehen einmassiert werden, damit die Wirkstoffe über Nacht eindringen können.

Zutaten:

1 EL Mandelöl
1 EL Kokosöl
3 Tr. Sandelholzöl
3 Tr. Teebaumöl
1 kleines Pipettenfläschchen

Zubereitung:

Alle Zutaten in ein Pipettenfläschchen füllen und gut schütteln. Die Pipette erleichtert ein tropffreies Auftragen des Öls.

Tipp: Der Vorbeugung von Nagelpilz, vor allem an den Zehennägeln, dient die desinfizierende Mischung von 3 Tropfen Lavendelöl und 3 TropfenTeebaumöl.

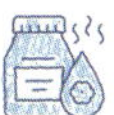

Durchblutung steigern

Nach der Haarwäsche die Kopfhaut mit kaltem Wasser nachzuspülen regt die Durchblutung und die Versorgung der Haarwurzeln an. Fangen Sie mit lauwarmem Wasser an und verringern Sie die Wassertemperatur langsam.

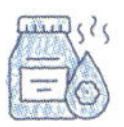

100 Bürstenstriche

Meine Mutter sagte mir als Kind, man solle täglich 100 Bürstenstriche machen – 50 morgens und 50 abends. Da ist was dran. Zum einen verteilt man den natürlichen, schützenden Talg von der Kopfhaut bis zu den Spitzen. Zum anderen massiert und durchblutet man dadurch die Haarwurzeln und regt so das Haarwachstum an. Wählen Sie eine Naturborsten- oder Noppenbürste, die keine spitzen oder scharfen Kunststoffteile aufweist, damit Haare und Kopfhaut nicht verletzt werden.

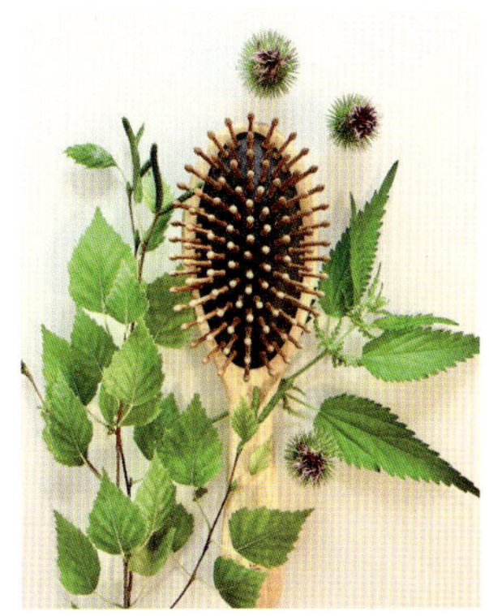

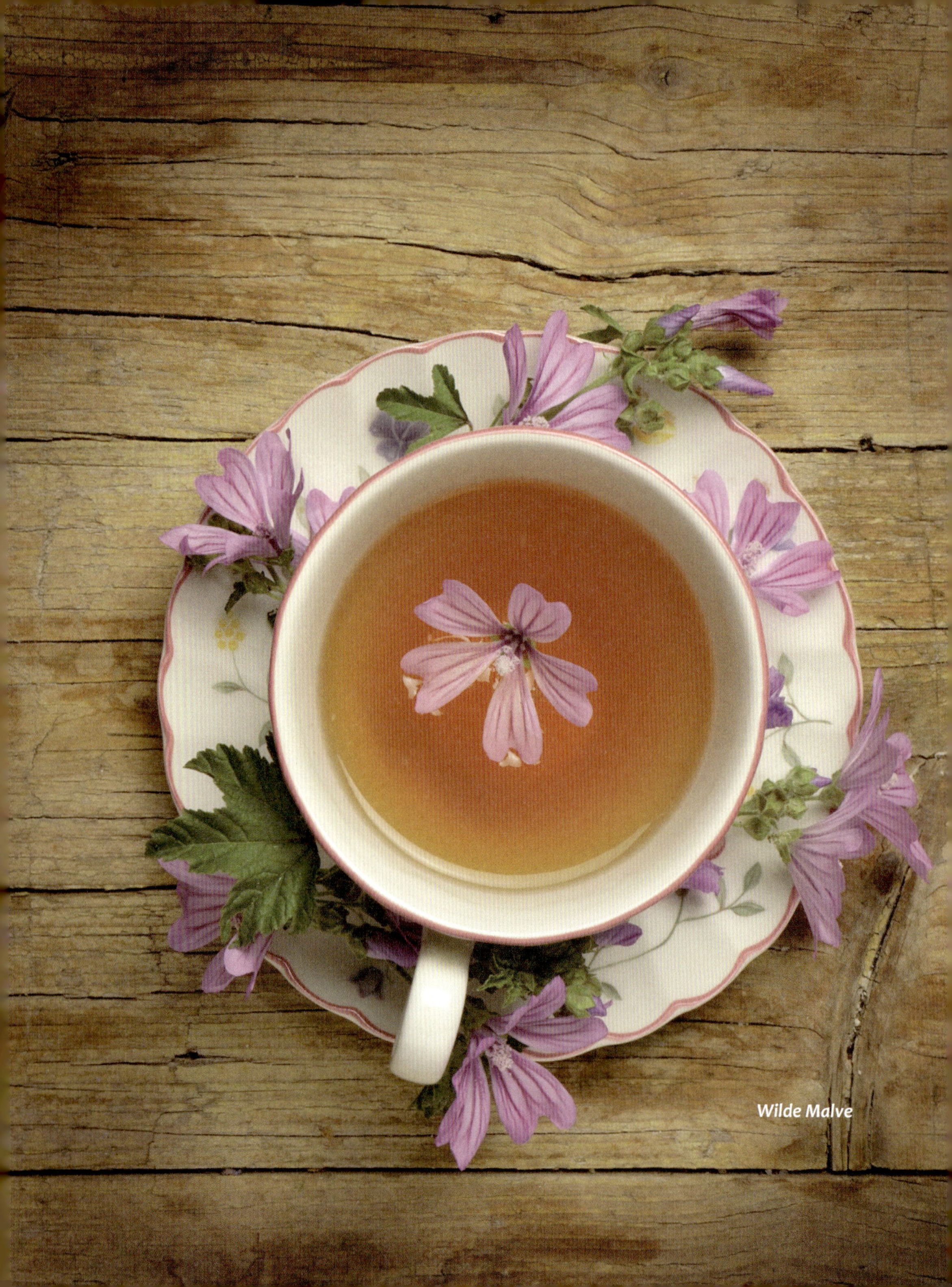

Wilde Malve

Trockene Schleimhäute

Nicht nur die perimenopausale Haut wird trockener, auch die Schleimhäute sind von Austrocknung betroffen, wenn der Östrogenspiegel sinkt.

Unsere Schleimhäute dienen als Transportmittel, als Barriere gegen eindringende Keime und Schmutz sowie als Schutzschicht vor Säuren. Ist die Schleimschicht gut durchfeuchtet und dick, kann sie ihre jeweilige Funktion erfüllen. Die Schleimhäute, allen voran die Mundschleimhaut und die Schleimhäute des Verdauungstraktes, profitieren von einer ausreichenden Trinkmenge.

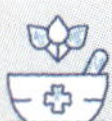

Schleimbildende Pflanzen

Schleimbildende Pflanzen reparieren angegriffene Schleimhäute, nicht nur im Mund- und Rachenraum:

- Eibisch
- Isländisch Moos
- Malve
- Linde
- Taubnessel
- Spitzwegerich
- Gänseblümchen
- Leinsamen
- Bockshornkleesamen

Die benötigte(n) Pflanze(n) 1–3 Stunden in kaltem Wasser ansetzen, anschließend bei Bedarf sanft erwärmen. Die Mischung kann als Getränk, Mundspülung oder Sitzbad angewendet werden.

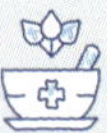

Entzündungshemmende Pflanzen

- Blutwurz
- Brombeer-, Himbeer- und Erdbeerblätter
- Salbei
- Taubnessel
- Frauenmantel
- Spitzwegerich
- Augentrost
- Schafgarbe

Die Gerbstoffe dieser Pflanzen wirken gegen Entzündungen und Bakterien. Zur Anwendung gelangen sie als Tinktur (verdünnt zum Gurgeln oder Einpinseln) oder als Spüllösung.

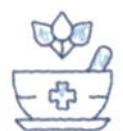

Augentrost-Kompressen

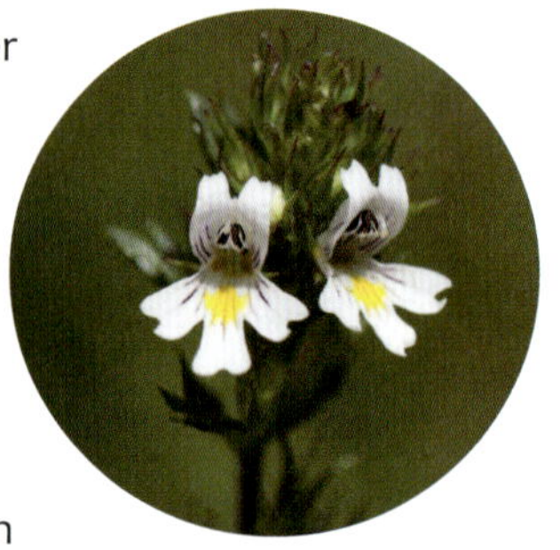

Trockene Augen ermüden schneller, jucken, brennen oder fühlen sich an, als wäre ein Fremdkörper darin. Die mangelnde Schleimhautbarriere begünstigt Bindehautentzündungen.

Eine Pflanze trägt die Wirkung schon im Namen: Der Augentrost, Euphrasia, wirkt gegen nahezu alle Augenleiden. Seine entzündungshemmenden, antibakteriellen und die Kapillaren durchblutenden Eigenschaften machen ihn vielfältig einsetzbar.

Zutaten:

2 Wattepads
1 TL Augentrostkraut
125 ml Wasser

Zubereitung:

Augentrost mit siedendem Wasser übergießen, 10 Minuten zugedeckt ziehen lassen, abseihen.

2 Wattepads mit lauwarmem oder kaltem Tee tränken und auf die geschlossenen Augenlider legen. Bei Bedarf mehrmals täglich ein paar Minuten lang anwenden.

Tipps: Vor allem Menschen, die viel Zeit vor einem Bildschirm verbringen, und alle, die in staubigen, klimatisierten oder zugigen Räumen arbeiten, sollten kurze Erholungspausen für die Augen einlegen.

Empfindliche Augen müssen übrigens auch im Winter oder bei bedecktem Himmel mit einer Sonnenbrille geschützt werden.

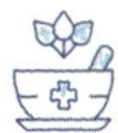

Bitterstoffe für den Speichelfluss

Im Mundbereich schützt die Schleimhaut vor Keimen, aber auch vor Kariesbefall. Zudem unterstützt sie Geschmackssinn und Verdauung. Da die Mundschleimhaut hauptsächlich vom Speichel befeuchtet wird, unterstützt die Anregung des Speichelflusses die Befeuchtung der Mundschleimhaut, aber auch die reibungslose Verdauung der Nahrung.

Folgende Pflanzen regen durch Bitterstoffe als Tees, Frischpflanzensäfte, Tinkturen oder Salatbeigabe den Speichelfluss an:

- Artischocke
- Beifuß
- Wermut
- Enzianwurzel
- Hopfen
- Löwenzahn
- Schafgarbe
- Tausendgüldenkraut

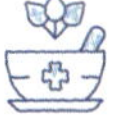

Salbeitee

Zutaten:

2 TL Salbei
250 ml Wasser

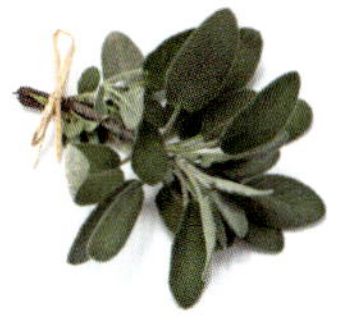

Zubereitung:

Salbei in kaltem Wasser ansetzen und zum Kochen bringen. Zugedeckt 10 Minuten ziehen lassen, dann abseihen und abkühlen lassen.

Den Tee zum Spülen etwas erwärmen. Bei Beschwerden im Mund- und Rachenraum mehrmals täglich damit spülen und gurgeln, danach ausspucken. Waschbecken sofort reinigen.

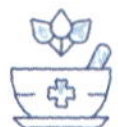

Mundspüllösung gegen Aphthen und Zahnfleischentzündung

Aphthen sind kleine, aber schmerzhafte bläschenartige Entzündungen der Mundschleimhaut. Sie sind nicht ansteckend und heilen meist nach wenigen Tagen von allein ab. Zur Vorbeugung und Behandlung sowohl dieser Schleimhautdefekte als auch von wiederkehrenden Zahnfleischentzündungen kann folgende Mundspülung angewendet werden.

Zutaten:

2 TL Salbei
1 TL Ringelblume
1 TL Kamille
250 ml Wasser
20 ml Blutwurztinktur (oder zuckerfreier Schwedenbitter)
Je 3 Tr. ätherisches Thymian- und Gewürznelkenöl
1 ausgekochte 300-ml-Lichtschutzflasche mit Drehverschluss

Zubereitung:

Kräuter mit kochendem Wasser überbrühen, zugedeckt ganz abkühlen lassen und in die Flasche filtern. Blutwurztinktur oder Schwedenbitter sowie ätherische Öle dazugeben und gut verschlossen schütteln.

Nach der Zahnpflege oder im Akutfall mehrmals täglich mit einer Verschlusskappe voll Mundspüllösung gründlich den Mundraum spülen, ausspucken.

Achtung: Das Waschbecken sofort mit klarem Wasser reinigen, da die Lösung Verfärbungen an der Keramik verursachen kann.

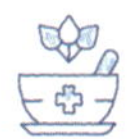

Lindenblüten-Eistee

Zutaten:

1 Handvoll Lindenblüten
750 ml heißes (nicht sprudelnd kochendes) Wasser

Zubereitung:

Aus den Zutaten einen Tee zubereiten, zugedeckt abkühlen lassen und in eine große Karaffe filtern.

Gekühlt oder bei Zimmertemperatur genossen, hat dieses köstliche Getränk eine natürliche, blumige Süße. Daher schmeckt es meist der ganzen Familie. An heißen Tagen kann man noch 1–2 erfrischende Zitronenscheiben hinzufügen.

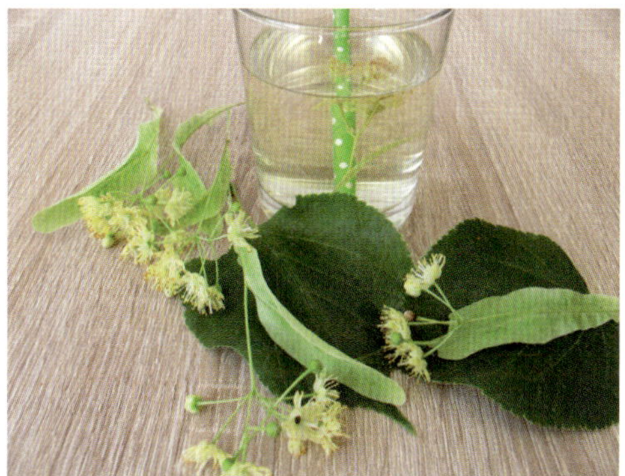

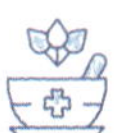

Befeuchtende Teemischung für jeden Tag

Zutaten:

Zu gleichen Teilen:
- Anissamen
- Schafgarbe
- Ringelblume
- Zitronenschale
- Ingwerwurzel

150 ml Wasser

Zubereitung:

2 TL der Kräutermischung mit kochendem Wasser übergießen und 10 Minuten zugedeckt ziehen lassen.

Für eine Kur 4 Wochen lang 2–3 Tassen täglich trinken, 2 Wochen aussetzen, dann weitere 4 Wochen anwenden.

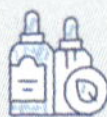

Ätherische Öle bei trockenen Schleimhäuten

- Gewürznelke
- Rose
- Salbei
- Thymian
- Zitrusfrüchte

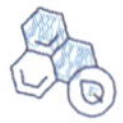

Honig

Täglich 1 TL im Mund zergehen lassen.

Seine feuchtigkeitsbindenden und entzündungshemmenden Eigenschaften bilden eine Nähr- und Schutzlösung für die Mundschleimhaut.

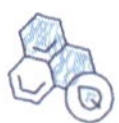

Propolistinktur

Nach Bedarf mehrmals täglich entzündete Stellen am Zahnfleisch einpinseln. Auch bei aufkommenden Herpesbläschen anwendbar.

Durch das Propolisharz bleibt eine leichte Gelbfärbung zurück, die aber beim nächsten Zähneputzen wieder verschwindet.

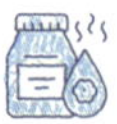

Kneipp-Dusche zur allgemeinen Durchblutung

Zum Abschluss jedes Duschbades die Wassertemperatur auf sehr kalt stellen. Zuerst langsam die Außenseite des rechten Beins vom Fuß hinauf bis zur Hüfte abkühlen, dann die Innenseite vom Fuß bis zur Leiste. Anschließend mit dem linken Bein genauso verfahren. Nach den Beinen mit den Armen weitermachen: Zuerst den rechten Arm außen von der Hand bis zur Schulter abbrausen, dann auf der Innenseite von der Hand bis zur Achsel. Sobald die Extremitäten gut gehen, Bauch, Brust, Rücken und Kopf dazunehmen. Abschließend gut abfrottieren und anziehen.

Bei regelmäßiger Anwendung vertreibt die Wassertherapie nach Kneipp sowohl Müdigkeit als auch Schlafstörungen. Von der entstehenden Mehrdurchblutung profitieren auch alle Schleimhäute.

Achtung: Kaltwasseranwendungen nur durchführen, wenn der Körper schön warm ist. Menschen mit bekannten venösen oder arteriellen Gefäßstörungen sollten auf Kaltwasseranwendungen verzichten.

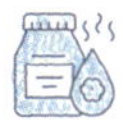

Nasenspülung

Verkrustungen in der Nase und ein häufiger Drang, sich zu schnäuzen, sind Anzeichen einer trockenen Nasenschleimhaut. Abhilfe schafft eine isotonische Kochsalzlösung:

4,5 g Meersalz in ½ l Wasser aufkochen, abkühlen lassen und in ein sauberes Pipettenfläschchen füllen oder in einer Nasendusche anwenden. Haltbarkeit: 2 Tage.

Scheidentrockenheit

Trockene Scheidenschleimhaut begünstigt Vaginalentzündungen und -pilze. Außerdem kann die Trockenheit zu Schmerzen beim und Entzündungen nach dem Geschlechtsverkehr führen. Die tägliche Intimpflege bildet die Basis einer gesunden Schleimhautflora.

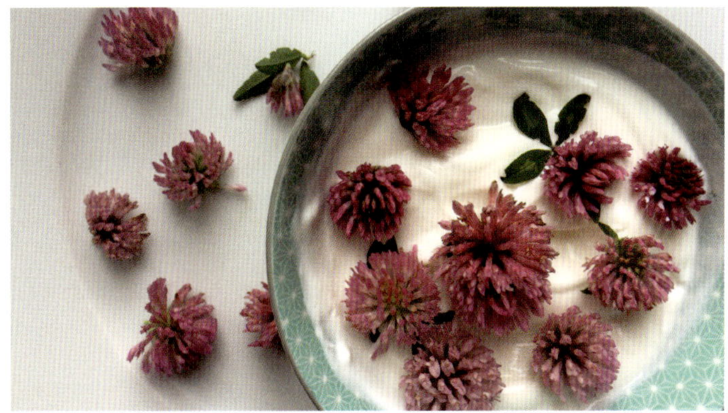

Rotklee

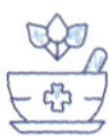

Kleeblüten-Tee bei trockener (Schleim-)Haut

Dieser Tee ist als Begleitung in den Wechseljahren auch zur Langzeitanwendung oder als Zusatz zu Sitzbädern geeignet.

Zutaten:

1 große Handvoll frische Rotkleeblüten
500 ml Wasser

Zubereitung:

Blüten mit kochendem Wasser aufgießen, 20 Minuten lang ziehen lassen, abseihen.

Dies ist die Tagesmenge für eine mehrwöchige Teekur gegen trockene Haut.

Tipp: Rotklee ist fast überall zu finden. Verzieren Sie doch auch Süßspeisen und Salate mit reichlich Rotkleeblüten!

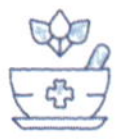

Kräutermischung zur Reinigung

Diese Mischung hilft bei Reizungen und Entzündungen im Urogenitaltrakt.

Zutaten:

60 g Taubnessel
60 g Himbeer- oder Brombeerblätter
50 g Schafgarbe
30 g Kamille oder Ringelblume
250 ml Wasser

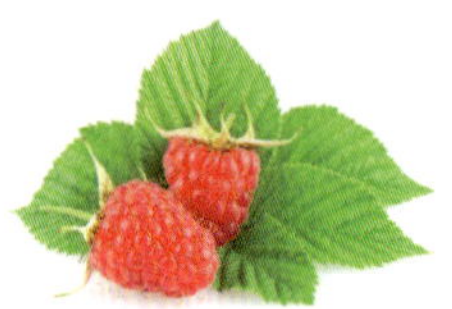

Himbeerblätter

Zubereitung:

1 Handvoll der Kräutermischung mit siedendem Wasser übergießen, zugedeckt abkühlen lassen, bis es lauwarm ist, dann abseihen.

Zur täglichen Reinigung des Intimbereichs oder als Vaginaldusche verwenden.

Auch als Sitzbad anwendbar:

Warmes Wasser in eine Bade- oder Duschwanne einlassen und den Tee beimengen. 15–20 Minuten baden, abtupfen und gut trocknen lassen.

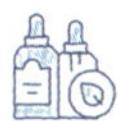

Pflegeöl

Hilft bei trockener Intimschleimhaut.

Zutaten:

40 ml fettes Johanniskraut-, Ringelblumen- oder Nachtkerzenöl
10 ml Sanddornfruchtfleisch- oder Granatapfelkernöl
3 Tr. ätherische Öle (siehe Kasten)

Zubereitung:

Alle Zutaten in ein Fläschchen füllen.

Das Pflegeöl eignet sich auch als Gleitmittel beim Sex. Allerdings dürfen Öle und Fette nicht gemeinsam mit Kondomen verwendet werden, da sie das Latexmaterial angreifen.

Als ätherische Öle eignen sich z. B.:

- Rosengeranie
- Rose
- Jasmin
- Muskatellersalbei
- Sandelholz
- Lavendel
- Mandarine
- Bergamotte
- Anis
- Fenchel
- Zypresse

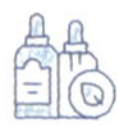

Vaginalkugeln

Zutaten:

40 g Kakaobutter
5 Tr. Sanddornfruchtfleischöl
4 Tr. Rosengeranien- oder Rosenöl
4 Tr. Muskatellersalbei- oder Anisöl
1 ausgekochtes Marmeladeglas,
1 etwas größerer Topf für das Wasserbad
Desinfektionsmittel für die Hände

Zubereitung:

Die Kakaobutter sachte in einem Marmeladenglas im Wasserbad bei max. 45 °C schmelzen, Öle einrühren. Masse etwas abkühlen lassen, dann mit desinfizierten Händen zu kleinen Kugeln formen und in den Tiefkühler stellen. Sobald die Kugeln fest sind, in einem gut verschließbaren Glas im Kühlschrank aufbewahren. Die Masse ergibt ca. 12 Kugeln à 3 g.

Bei Bedarf 1 Kugel anwenden.

Sanddornfruchtfleischöl färbt leicht gelb, zudem verflüssigen sich die Vaginalkugeln im Sommer schnell. Tragen Sie einfach eine Slipeinlage, wenn Sie die Kugeln verwenden.

Auch die Vaginalkugeln nicht in Verbindung mit Kondomen anwenden.

Tipp: Bei Vaginalpilzen die ätherischen Öle durch 10 Tropfen Propolistinktur ersetzen.

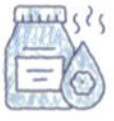

Sitzbad mit Essig

Essig reguliert das Milieu. Für das Sitzbad 150 ml biologischen Apfelessig in die Wanne geben und 15–20 Minuten baden. Für eine Vaginaldusche 1 EL Apfelessig in 250 ml lauwarmes Wasser rühren.

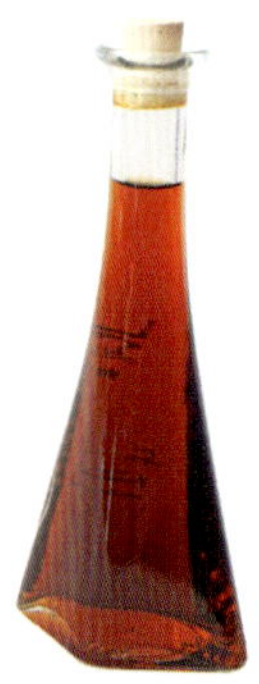

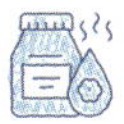

Gesunde Scheidenflora

Zur täglichen Intimhygiene ist es in der Regel ausreichend, klares Wasser oder die beschriebenen Tees zu verwenden. Dabei sollten die Waschlappen täglich gewechselt und die Handtücher nicht verwechselt werden. Das Tragen von Stringtangas verursacht oftmals mechanische Reizungen und Keimübertragungen. Nicht zuletzt gilt: Nach dem Toilettengang von vorne nach hinten abwischen und besser ein Bidet als feuchtes Toilettenpapier benutzen, sofern vorhanden.

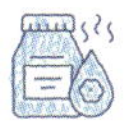

Sauer und scharf essen

Sauerkraut, Kimchi und Salzgurken sind milchsauer vergorene Lebensmittel, die die Schleimhäute im Urogenitaltrakt gesund halten. Sie sorgen außerdem für eine Besiedlung des Darmes mit hilfreichen Bakterien, die Verdauung und Immunsystem unterstützen.

Bei wiederkehrenden Harnwegsinfekten und Scheidenpilzen sollten Sie Kapuzinerkresse, Rucola, Meerrettich, Ingwer und Radieschen in Ihren Speiseplan aufnehmen. Diese Lebensmittel enthalten sogenannte Senfölglykoside, das sind Scharfstoffe, mit welchen sich auch die Pflanze selbst gegen Bakterien, Viren und Pilze schützt.

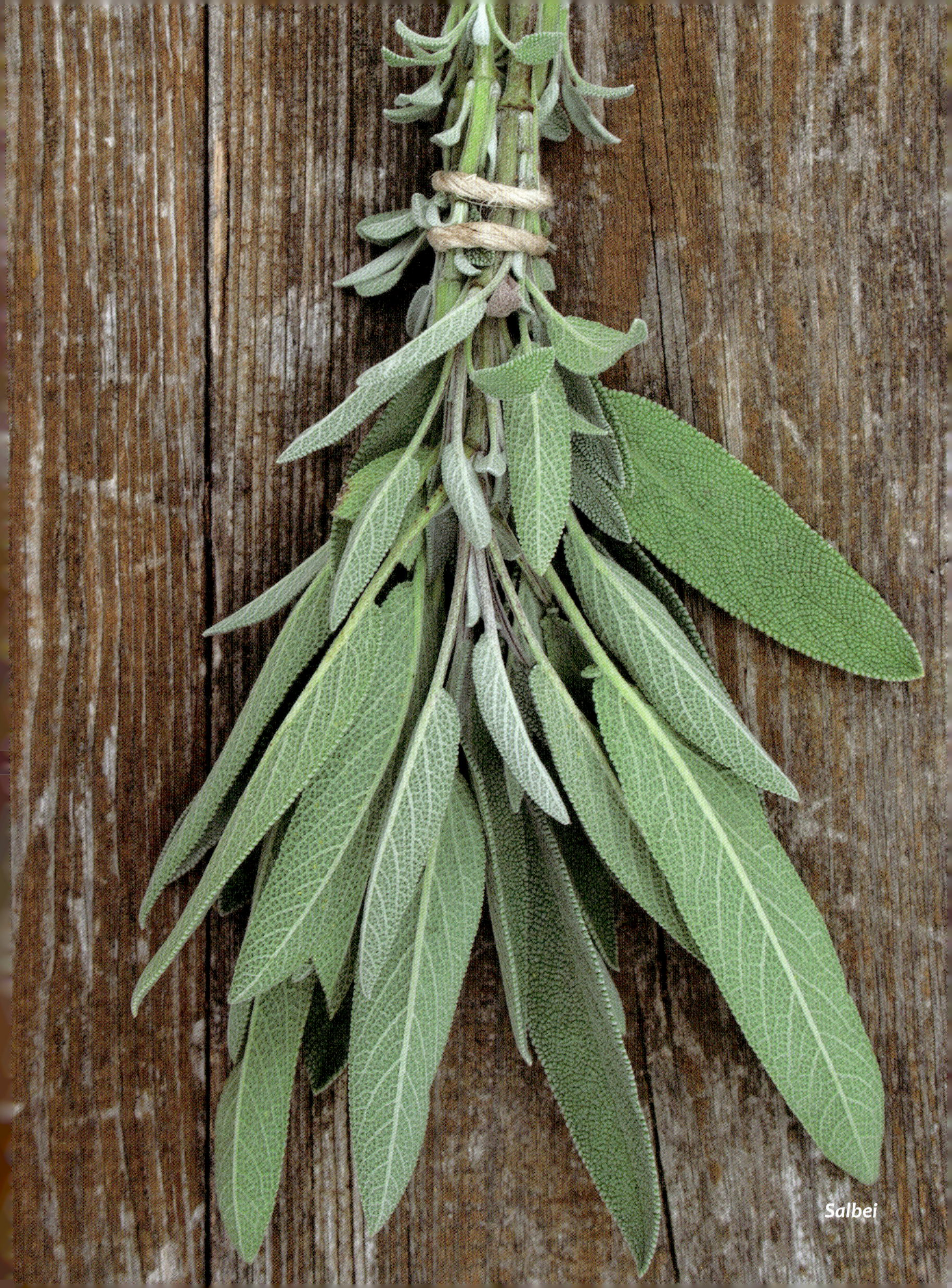

Salbei

Hitzewallungen und Schweißausbrüche

Progesteron erhöht die Körpertemperatur, weshalb diese um den Eisprung herum erhöht ist. Fällt der Progesteronspiegel ab, sind viele Frauen zunächst kälteempfindlicher.

Sinkt in der späten Perimenopause auch der Östrogenspiegel signifikant und unterliegt dann plötzlichen, heftigen Schwankungen, kündigt sich die Menopause durch Fehlregulationen im Gefäßsystem an, wie z. B. Hitzewallungen oder hohen Blutdruck. Überfallsartige Schweißausbrüche, ein rotes Gesicht und Herzrasen sind wohl die klassischen Symptome der Wechseljahre. Treten die Schweißattacken in der Nacht auf, stören sie den Schlaf und beeinträchtigen tags darauf wiederum die Stimmung.

Die Naturheilkunde sieht darin einen Reinigungs- und Ausscheidungsprozess, da diese Reinigung nicht mehr ausreichend über die Menstruationsblutung möglich ist. Leichte bis mittelstarke Hitzewallungen und Schweißausbrüche können innerlich sehr gut mit den phytohormonell wirksamen Pflanzen der TEM behandelt werden. Hier sei die besondere Wirksamkeit von Traubensilberkerze und Rhapontik-Rhabarber bei Hitzeschüben und Schweißattacken hervorgehoben.

Mehr zu pflanzlichen Hormonen finden Sie im Kapitel *Pflanzliche Hormone und Hormontherapie* (siehe Seite 25).

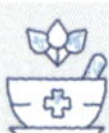

Regulierende Pflanzen

- Salbei
- Traubensilberkerze
- Mönchspfeffer
- Nachtkerze
- Frauenmantel
- Hopfen
- Schafgarbe

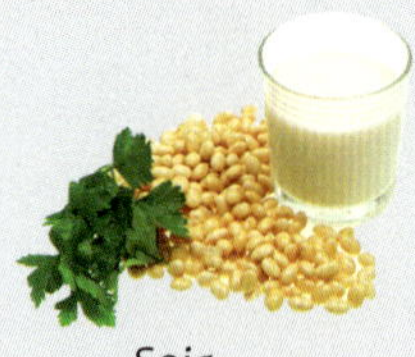

Soja

- Pfefferminze
- Weinraute
- Johanniskraut
- Melisse
- Leinsamen
- Soja
- Rotklee

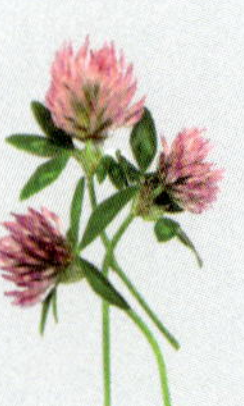

Rotklee

Salbei findet sich in vielen Rezepturen zur Behandlung von Schweißattacken, zumal er seit der Antike für seine schweißhemmende Wirkung geschätzt wird. Auch heute noch ist Salbei innerlich wie äußerlich der zuverlässigste Partner bei Hitzewallungen und an heißen Sommertagen. Dabei unterdrückt er den reinigenden Schweißfluss nicht komplett, sondern reduziert und reguliert ihn langfristig.

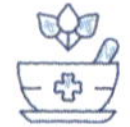

Salbeitee

Zutaten:

2–3 TL Salbei
500 ml Wasser

Zubereitung:

Salbei mit dem Wasser kurz aufkochen, 10 Minuten zugedeckt ziehen lassen, in eine Karaffe abseihen.

Lauwarm oder zimmerwarm über den Tag verteilt trinken. Die letzte Tasse vor dem Schlafengehen trinken, um nächtlichen Schweißattacken vorzubeugen. Etwas Zitronensaft oder ein paar Zitronenscheiben verbessern den Geschmack.

Eine höhere Dosierung ist bei innerlicher Anwendung nicht anzuraten, da übermäßige Salbeieinnahme bei empfindlichen Personen Magenbeschwerden hervorrufen kann.

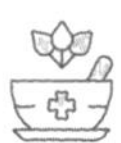

Salbeiwaschung

Salbeitee kann auch äußerlich angewendet werden. Dafür 500 ml Salbeitee mit 5 Tropfen Pfefferminzöl mischen und abends nach dem Duschen entweder mit einem Waschlappen auf den Körper auftragen oder Gesicht und Körper damit übergießen.

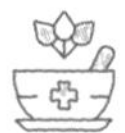

Salbei-Sirup – die Alternative zu Tee

Zutaten:

2 Handvoll Salbei
2 unbehandelte Zitronen
500 g Zucker
500 g Wasser
1 großer Topf mit Deckel
Mehrere kleine desinfizierte Flaschen mit Schraub- oder Bügelverschluss

Zubereitung:

Zitronen heiß abwaschen, trockenreiben und in kleine Stücke schneiden. Salbei hacken. Zucker und Wasser zusammen in einem Topf erhitzen, bis sich der Zucker komplett aufgelöst hat. Temperatur erhöhen, Zuckermischung einmal sprudelnd aufkochen lassen und vom Herd nehmen. Salbei und Zitrone untermischen, mit leicht geöffnetem Deckel abkühlen lassen und dann mit gut schließendem Deckel in einen kühlen Raum stellen (z. B. Keller). 2 Tage stehen lassen, dann durch ein Sieb in einen weiteren Topf abfiltern (Reste gut auspressen) und noch einmal kurz sprudelnd aufkochen. Noch heiß in ausgekochte Flaschen abfüllen und verschließen.

Mit Wasser aufgespritzt trinken. Kühl und dunkel gelagert hält der Sirup ca. 1 Jahr.

Tipp: Beim Haltbarmachen von Kräutern und Obst unbedingt auf Sauberkeit achten. Alle Gefäße und Werkzeuge (Schneidebrett, Trichter, Sieb, Löffel, Verschlüsse etc.) sollten heiß abgespült oder ausgekocht oder mit mindestens 60 %igem Alkohol desinfiziert werden, damit Schimmel und Gärungsbakterien keinen Nährboden finden.

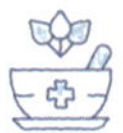

Sommerlicher Pfefferminz-Erdbeer-Shrub

Einfach hergestellt und fruchtig erfrischend – dieser essiggesäuerte Sirup war das In-Getränk der Abstinenzbewegung in den USA des 19. Jahrhunderts, bevor der Kühlschrank seinen Siegeszug antrat. Foodblogger in den sozialen Netzwerken entdecken es gerade wieder. Zu Recht, wie ich finde. Mit stillem oder prickelndem Wasser aufgespritzt ist der Shrub eine köstliche Alternative zu Hugo und Aperol.

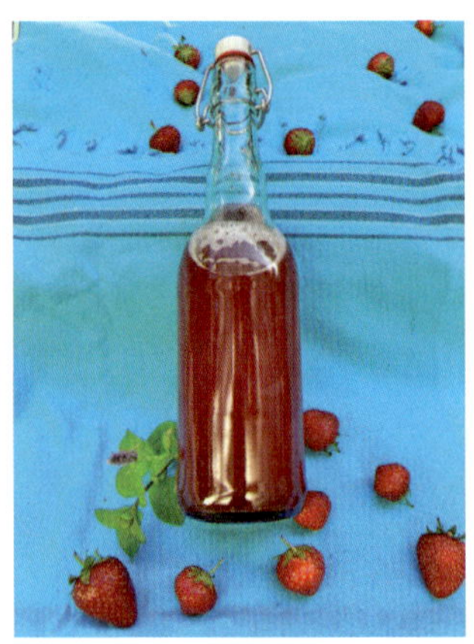

Zutaten für ca. 300 ml Shrub:

3 Zweige frische Pfefferminze (oder Zitronenverbene, Basilikum, Melisse usw.)
300 g reife Erdbeeren (oder anderes frisches Obst)
300 g Apfelessig
300 g Zucker
1 großes Glas mit weiter Öffnung und Schraubverschluss
1 Trichter und 1 passendes Sieb
1 ausgekochte, fest schließende 0,5-l-Flasche

Zubereitung:

Obst und Minze waschen, putzen, klein schneiden und in das große Auszugsglas füllen. Den Zucker untermischen, das Glas verschließen und in den Kühlschrank stellen. Wichtig: 2-mal täglich umrühren und wieder verschließen. Nach 3 Tagen die Zuckermischung durch Sieb und Trichter in die Halbliterflasche filtern, dabei die Früchte gut auspressen. Nun mit dem Apfelessig mischen und gut verschließen.

Kühl und dunkel gelagert (z. B. im Keller) hält der Sirup ca. ein halbes Jahr.

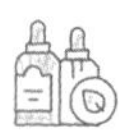

Ausgleichende und kühlende ätherische Öle und Hydrolate

Die folgenden Aromen erfrischen den Körper in Bodysprays, Deodorants, Kompressen und Waschungen. Dabei kann statt des ätherischen Öls auf Hydrolate zurückgegriffen werden, die keiner Verdünnung bedürfen. Verbraucht man sie schnell und lagert die abgefüllten Mischungen im Kühlschrank (bei Hitzesprays sehr zu empfehlen), muss kein Alkohol als Stabilisator zugesetzt werden.

Hydrolate können auch getrunken oder einem Glas Wasser als Geschmackszutat zugefügt werden.

- Salbei
- Muskatellersalbei
- Pfefferminze
- Spearmint
- Melisse
- Zitrusaromen

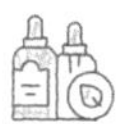

Salbei-Deo

Zutaten für 50 ml:

40 ml Salbei-Hydrolat
10 Tr. erfrischendes ätherisches Öl oder Ölkomposition
15 ml Alkohol (70 %)

Zubereitung:

Zutaten in eine saubere Sprühflasche füllen. Vor Gebrauch schütteln.

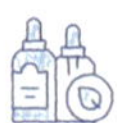

Body Mist

Zutaten für 30 ml:

½ TL Salz
10 Tr. erfrischendes ätherisches Öl oder Ölkomposition
Abgekochtes Wasser

Zubereitung:

Zutaten in eine saubere Sprühflasche füllen und den ganzen Körper damit einsprühen. Am besten im Kühlschrank lagern und innerhalb eines Monats verbrauchen.

Tipp: Sie können auch reines Pfefferminz- oder Salbeihydrolat verwenden, dafür benötigen Sie keine weiteren Zutaten.

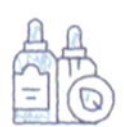

Zitronen-Dusche

Zutaten:

1 l lauwarmes Wasser
1 TL Salz
5 Tr. Zitronenöl

Zubereitung:

Ätherisches Öl auf das Salz träufeln, dann im Wasser vollständig auflösen. Nach der Dusche über den Körper gießen oder mit einem Waschlappen auftragen.

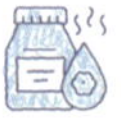

Kühlendes Essigbad

⅛ l Essig in 5 l kaltes Wasser geben. Bei Hitzewallungen 10 Minuten die Füße oder Unterarme darin baden.

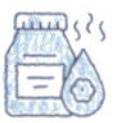

Ernährung

Knackig gedünstetes Gemüse und Fisch, kühlende Salate und Sauermilchprodukte sind gut geeignet, um Hitzewallungen abzuschwächen. Dabei können die Speisen auch lauwarm sein, denn Heißes und Kaltes macht heiß.

Gebratenes, lange Geschmortes, scharfe Gewürze wie Ingwer, Chili und Knoblauch, schwarzer oder grüner Tee, Kaffee und Alkohol erzeugen laut der Traditionellen Chinesischen Medizin Hitze.

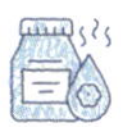

Soja

In asiatischen Industrieländern ist *die fliegende Hitze,* wie der Volksmund bei uns die klimakterischen Schweißattacken nennt, kaum bekannt. Daher geht die Wissenschaft davon aus, dass der regelmäßige Verzehr von phytoöstrogenreichen Sojaprodukten diesem und anderen Symptomen der Wechseljahre vorbeugt. Da auch in Mitteleuropa bereits ökologischer Sojaanbau praktiziert wird, ist die Ergänzung des Speiseplans mit Tofu, Sojadrinks und -sprossen sinnvoll. Um den täglichen Bedarf zu decken, reicht es z. B. 1 großes Glas Sojamilch oder 100 g Tofu zu sich zu nehmen.

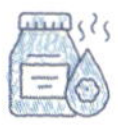

Kleidung

Die Kleidung sollte aus mehreren Schichten atmungsaktiver Naturfasern bestehen. Es empfiehlt sich, eine Zweitgarnitur mitzunehmen. In der Nacht sollten ein frisches Nachthemd und ein trockenes Leintuch zum Drauflegen bereitliegen.

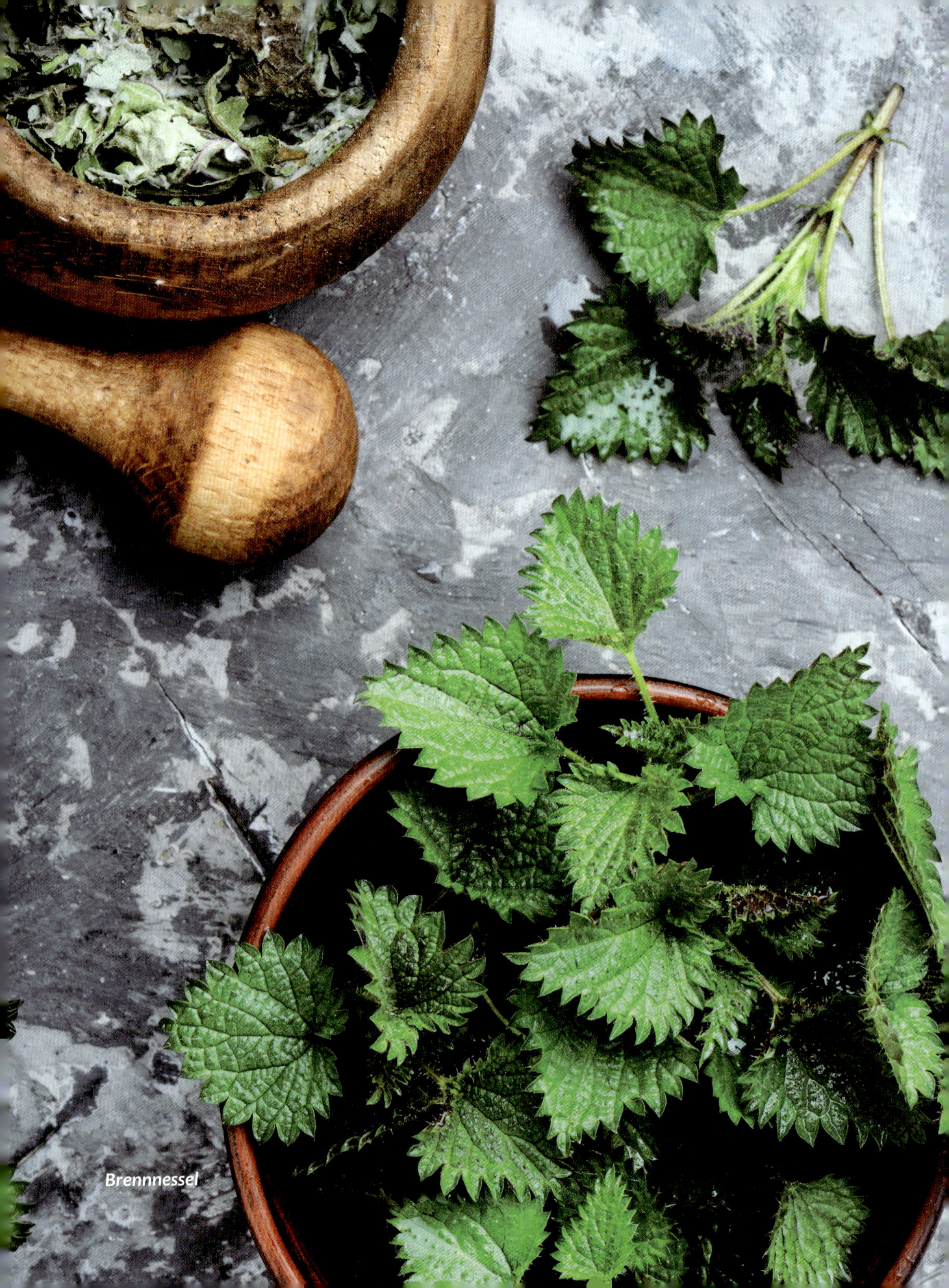

Brennnessel

Bindegewebe

Östrogene sorgen dafür, dass nach der Monatsblutung wieder genügend Gewebe aufgebaut wird. Zu diesem Zweck bewirken sie die Einlagerung von Wasser, Blut und Schleim in der Gebärmutter. Kurz vor der Menstruation fühlen sich manche Frauen schon regelrecht aufgeschwemmt und aufgebläht. Bei einigen verändert sich in jenen Tagen sogar die Hosengröße.

Durch die Regelblutung werden Gewebe und Flüssigkeit ausgespült, das Körpergefühl verbessert sich wieder. Wenn die Monatsblutung spärlicher oder unregelmäßig auftritt, werden zyklusbedingte Wassereinlagerungen nicht regelmäßig ausgeschwemmt und sorgen für weiterhin gespanntes Gewebe und damit ein unangenehmes Körpergefühl.

Östrogen bewirkt auch die Einlagerung kollagener und elastischer Fasern in das Bindegewebe. Kollagen ist in der Lage, Wasser zu speichern. Daher ist das Bindegewebe in den fruchtbarsten Jahren prall, straff, elastisch und gut durchblutet. Das gilt nicht nur für das Stützgewebe der Haut, sondern auch für Sehnen, Bänder, Knorpel, Bandscheiben und Gefäßwände, wie auch die der Venen. Reduziert sich der Kollagenanteil in der späteren Perimenopause und in der postmenopausalen Zeit, hat dies nicht nur Auswirkungen auf das Aussehen der Haut, sondern beeinträchtigt auch die Blutgefäße, das Brustgewebe und den Bewegungsapparat.

Die gute Nachricht: Man kann einiges für das Bindegewebe tun. Je früher Sie damit beginnen, desto besser bleibt Ihr Bindegewebe in Form.

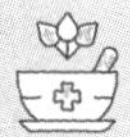

Pflanzen mit hohem Mineralstoffgehalt

- Ackerschachtelhalm
- Brennnessel
- Quecke
- Vogelknöterich
- Buchweizen
- Kartoffel

Diese Pflanzen stärken das Bindegewebe durch ihren hohen Gehalt an Mineralstoffen und Spurenelementen, aus diesem Grund wirken sie auch entwässernd.

Speziell die enthaltene Kieselsäure löst man am besten durch längeres Kochen aus den Pflanzen, weshalb man sie eher als Abkochung oder Gemüse verwenden sollte.

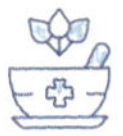

Kräuterpulver

Sammeln und trocknen Sie z. B. Ackerschachtelhalm, Brennnessel, Queckenwurzel oder Vogelknöterich. Wenn die Pflanzendrogen rascheln und sich zerbröseln lassen, kann man daraus ein mineralstoffreiches Würzpulver mörsern oder mixen. Dieses wird einfach großzügig in Suppen, Sugo oder Eintöpfen mitgekocht.

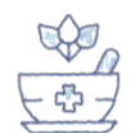

Zweimal Brennnesselspinat

Zutaten für 2 Portionen:

500 g Brennnesselblätter (von jüngeren Trieben)
1 Zwiebel
1 Knoblauchzehe
Etwas Zitronensaft
Salz, Pfeffer, Muskatnuss
Olivenöl oder Butter

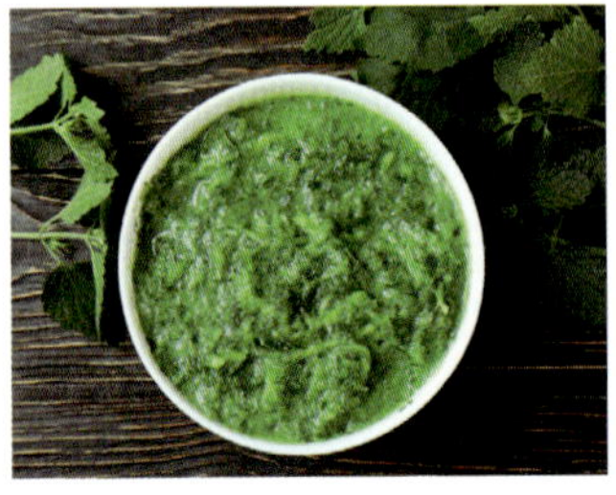

Zubereitung:

Brennnesselblätter waschen, Zwiebel und Knoblauch fein würfeln. Reichlich Wasser in einem großen Topf zum Kochen bringen, Brennnesselblätter hineingeben und 2–3 Minuten köcheln lassen. Durch ein Sieb abgießen und hacken. In einer großen Pfanne Zwiebelwürfel im Fett glasig dünsten, Brennnessel und Knoblauch hinzufügen und ein paar Minuten dünsten lassen. Mit Salz, Pfeffer, Muskat und Zitronensaft abschmecken.

Fein gehackt, mit Crème fraîche verfeinert und mit Spiegelei und Kartoffeln serviert, stellt der Brennnesselspinat eine vegetarische Hauptspeise dar. Grob gehackt ist er eine köstliche Füllung für Strudel und Quiches.

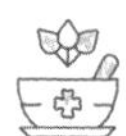

Ackerschachtelhalm als Tee und Bad

Zutaten:

3 EL Ackerschachtelhalm (Zinnkraut)
¾ l kaltes Wasser

Zubereitung:

Das Kraut in kaltem Wasser zugedeckt über Nacht stehen lassen. Dann 30 Minuten sanft köcheln lassen (nicht sprudelnd kochen) und abfiltern.

Für starkes Bindegewebe können Sie den Auszug sowohl trinken als auch darin baden. Fügen Sie 750 ml Ackerschachtelhalmauszug einem Vollbad zu und baden Sie ca. 20–30 Minuten darin. Danach die noch feuchte Haut eincremen, z. B. mit dem Anti-Cellulite-Roll-on (siehe unten).

Achtung: Da der Ackerschachtelhalm leicht giftige Verwandte hat und auch häufig von einem Pilz befallen wird, empfiehlt es sich, die Droge in der Apotheke oder Kräuterdrogerie zu kaufen.

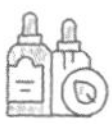

Anti-Cellulite-Roll-on

Bei vielen Deo-Rollern aus Glas kann man die Kappe mit der Kugel abnehmen und sie reinigen und desinfizieren. Recycling-Roller eignen sich sehr gut, um Pflegeöle aufzutragen.

Zutaten:

1 Deo-Roller (50 ml)
40 ml Oliven- oder Kürbiskernöl (alternativ Aprikosen- oder Granatapfelkernöl)
10 Tr. ätherisches Öl oder Ölmischung (geeignete Öle: Zitrusöle, Rosmarin, Sandelholz)

Zubereitung:

Öle in den Deo-Roller füllen und in kleinen Kreisen auf die duschfeuchte Haut auftragen. Danach gut einmassieren.

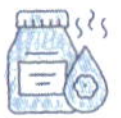

Sportliche Aktivität

Je besser das Bindegewebe, auch jenes in den Gelenken, durchblutet ist, desto besser wird es mit Nährstoffen versorgt und desto besser werden Stoffwechselendprodukte wie venöses Blut oder Lymphflüssigkeit aus dem Gewebe abtransportiert.

Um das Bindegewebe zu stärken, eignen sich Aktivitäten, die auch das Herz-Kreislauf-System fit halten. Je nach Konstitution kann das Laufen, Nordic Walking, Radfahren oder Schwimmen sein. Das durchblutet nicht nur die Körperzellen, sondern durch Schwitzen reinigt sich auch der Organismus. Zudem baut jede Art von sportlicher Betätigung Muskeln auf, die wiederum die Gelenke entlasten.

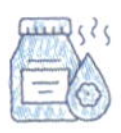

Schröpfmassage

Bunte Schröpfköpfe aus Silikon erobern gerade die Kosmetikabteilungen. Heute werden sie „Cups“ genannt und dienen dem *Cupping*, der unblutigen, sanften Schröpfmassage. Das Schröpfen hat eine jahrhundertealte Tradition als Ausleitungsverfahren. In der Massage erzeugt es einen Fluteffekt, der das Gewebe sichtbar mehr durchblutet. Dafür werden die Cups herzwärts über die eingeölte Haut bewegt.

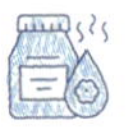

Kartoffeln machen schön

Leider hält sich immer noch hartnäckig das Gerücht, Kartoffeln würden dick machen. Dabei ist es wie so oft eine Frage der Zubereitung. Pommes frites, Bratkartoffeln mit Schmalz oder Kartoffelpüree mit Butter sollten die Ausnahme auf dem Speiseplan bilden. Am besten die Kartoffeln ungeschält in wenig Wasser kochen oder als Ganzes im Ofen backen. Mit wenig Fett gebraten verlieren Kartoffeln ebenfalls kaum Nährwert.

Kartoffeln sind das Superfood fürs Bindegewebe:

- Sie enthalten rund 80 % Wasser und nur 0,1 % Fett. Damit sättigen sie, ohne zu beschweren.
- Mit 16 % Kohlenhydraten und 2 % Eiweiß liefern sie Energie und essenzielle Aminosäuren, die der menschliche Körper gut verwerten kann.

- 2 % Ballaststoffe sättigen lange und fördern die Verdauung.
- Ihr hoher Vitamin-C-Gehalt festigt das Bindegewebe, auch das Zahnfleisch.
- Kartoffeln sind eine gute Quelle für die Mineralstoffe Kalium, Magnesium, Phosphor und Kalzium. Das Bindegewebe wird gestärkt und gestrafft, Wasser und Stoffwechselendprodukte werden ausgeschwemmt.

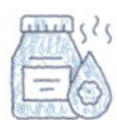

Kaltwasseranwendungen nach Sebastian Kneipp

Die Kneipp-Dusche (siehe Seite 120) ist eine Wohltat für das Unterhautgewebe.

Wenn es schneller gehen soll, bietet sich das kalte Armbad an: Füllen Sie das Waschbecken mit sehr kaltem Wasser und tauchen Sie Ihre Arme bis zur Hälfte des Oberarmes ca. 30 Sekunden lang ein. Anschließend das Wasser nur abstreifen, anziehen und die Arme bewegen (pendeln, schütteln, beugen, strecken). Nur anwenden, wenn die Hände zuvor warm sind!

Tägliche Gesichtsgüsse durchbluten und verfeinern die Poren. Dazu den Kopf abwechselnd seitlich neigen und das kalte Wasser (z. B. aus Brauseschlauch oder Duschkopf) 15–20 Sekunden lang über das Gesicht laufen lassen.

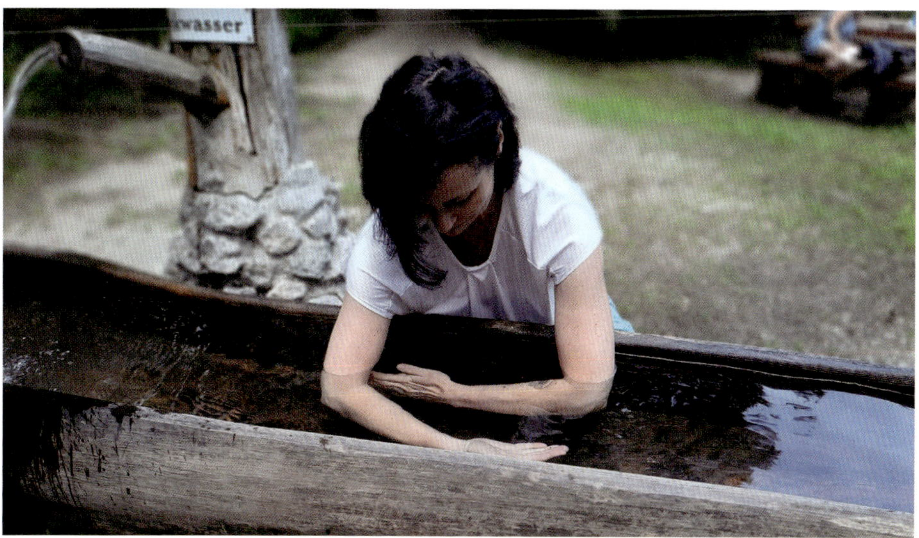

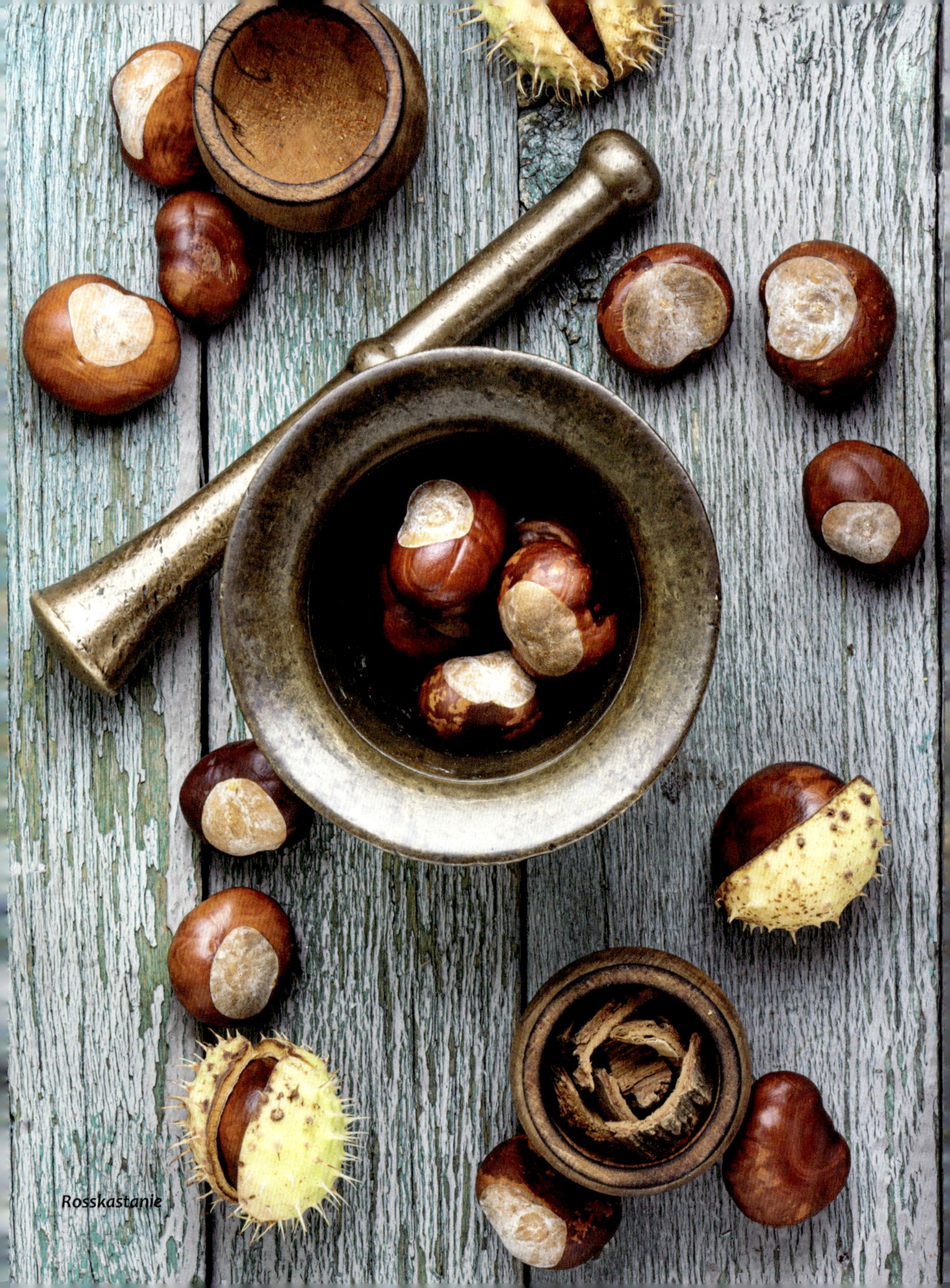

Rosskastanie

Venöse Beschwerden und Ödeme

Der Elastizitätsverlust in den Venenwänden beeinträchtigt den Rückfluss des sauerstoffarmen Blutes aus den Beinen. Versackt das Blut in den Beinvenen, kommt es zu unschönen und schmerzhaften Varizen (Krampfadern) und Wassereinlagerungen, sogannten Stauungsödemen.

Hämorrhoiden sind Krampfadern im und am Darmausgang. Sie werden durch wiederholte Stuhlverstopfung begünstigt, weshalb in diesem Fall auch die Ernährung angepasst werden sollte.

Geschwollene Gliedmaßen neigen zu trockener Haut, da durch die Spannung das Gewebe nicht mehr optimal durchblutet wird und der Hautstoffwechsel durch Schwellungen beeinträchtigt ist. Daher ist es ratsam, die ödematöse Haut gut zu pflegen und die Wassereinlagerungen abzubauen.

Auch hierbei gilt: Vorbeugen ist besser als heilen, denn Besenreiser und Varizen sind selbst operativ nur bedingt heilbar.

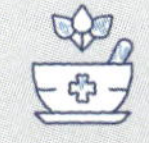

Venenstärkende Pflanzen

- Rotes Weinlaub
- Buchweizen
- Mäusedorn
- Rosskastanie
- Gelber Steinklee
- Weinraute

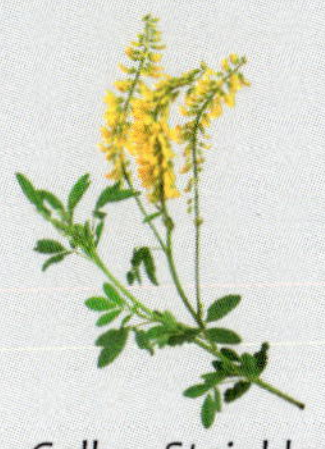

Gelber Steinklee

- Beinwell
- Benediktendistel
- Schafgarbe
- Ringelblume
- Brennnessel
- Löwenzahn

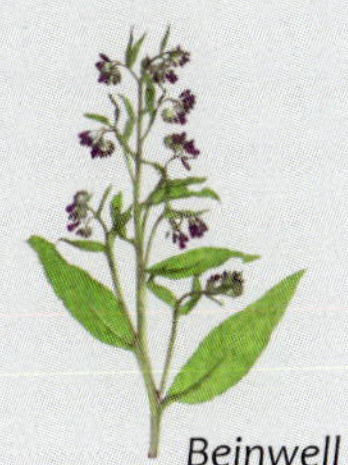

Beinwell

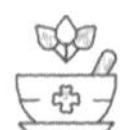

Löwenzahntee gegen Wassereinlagerungen

Zutaten:

1 Handvoll frische Löwenzahnblüten oder -blätter
1 Handvoll frische Brennnesselblätter
(bei Verwendung getrockneter Kräuter jeweils die Hälfte)
750 ml Wasser

Zubereitung:

Kräuter klein schneiden und mit kochendem Wasser übergießen, 7 Minuten ziehen lassen, abseihen. Bis zum späten Nachmittag austrinken.

Kann auch kalt mit ein paar Scheiben Zitrone getrunken werden.

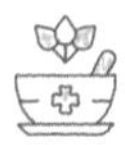

Tee oder Beinwickel nach einem langen Tag

Zutaten:

60 g Buchweizenkraut
60 g rotes Weinlaub
40 g Vogelknöterich oder Ackerschachtelhalm
40 g Schafgarbe
150 ml Wasser

Zubereitung:

2 TL der Kräutermischung mit kochendem Wasser übergießen, 20 Minuten zugedeckt ziehen lassen, dann abseihen.

Tee: 1–2 Tassen täglich über einen längeren Zeitraum trinken oder kurmäßig anwenden: 4 Wochen – 2 Wochen Pause – 4 Wochen.

Beinwickel: Die dreifache Menge Tee zubereiten und abkühlen lassen, bis er lauwarm ist. Zwei Geschirrtücher mit dem Tee tränken, um die Waden wickeln, darüber trockene Handtücher wickeln. Mit hochgelagerten Beinen einwirken lassen, bis die Geschirrtücher fast trocken sind.

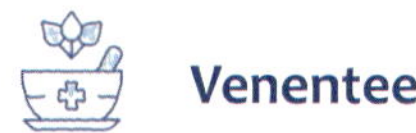

Venentee

Zutaten:

Zu gleichen Teilen:
- Benediktendistel
- Schafgarbe
- Weinraute
- Ackerschachtelhalm
- Steinklee

300 ml Wasser

Zubereitung:

3 EL der Mischung in kaltem Wasser ansetzen, 5 Minuten lang kochen, zugedeckt auf Trinktemperatur abkühlen lassen und abseihen. Ergibt eine Tagesmenge von 2 kleinen Tassen.

Über einen längeren Zeitraum trinken.

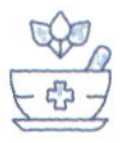

Rosskastanien-Essenz

Zutaten:

2 Handvoll frische oder
1 Handvoll getrocknete
Rosskastanien
40 %iger Alkohol

Zubereitung:

Kastanien mit einem Brotmesser zerkleinern und anschließend im Mixer zusammen mit einem Schuss Alkohol zu einem Brei mixen. Kastanienbrei in ein Auszugsglas mit Schraubverschluss füllen und mit Alkohol auffüllen (Verhältnis 1:5). Ansatz an einem warmen Platz ca. 2 Wochen ausziehen lassen und gelegentlich schwenken. Durch einen Kaffeefilter oder ein Haarsieb abseihen und dunkel und kühl lagern.

Einreibung: bei schweren Beinen und Wadenkrämpfen sowie zur Regeneration geschwächter Venenwände

Beinwickel: 5 TL Essenz in 500 ml Wasser, Anwendung wie auf Seite 142 beschrieben

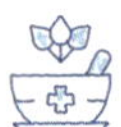

Sitzbad bei Hämorrhoiden

Zutaten:

1 Handvoll frische oder die Hälfte getrocknete Rosskastanien, klein geschnitten
1 TL Eichenrinde
500 ml Wasser

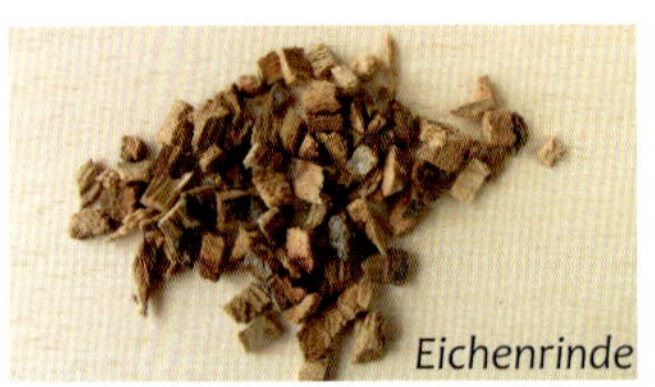
Eichenrinde

Zubereitung:

Zutaten in kaltem Wasser ansetzen, 5 Minuten köcheln lassen, etwas auskühlen lassen und abseihen. Körperwarmes Wasser in eine Bade- oder Duschwanne einlassen und den Tee beimengen. Temperatur nochmals prüfen. 15–20 Minuten baden, danach trocken tupfen. Täglich wiederholen, bis die Hämorrhoiden keine Beschwerden mehr bereiten.

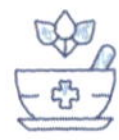

Muskel- und Gelenkseinreibung mit Schwedenbitter

Bei Muskelkater, Wadenkrämpfen, müden Beinen und degenerativen Gelenkschmerzen hilft eine Einreibung mit Schwedenbitter. Die enthaltene Kieselsäure stärkt und entsäuert das Gewebe, Bitterstoffe regen die Durchblutung an, vertreiben Müdigkeit und wirken entzündungshemmend. Vorsicht: Schwedenbitter kann bräunliche Verfärbungen hinterlassen.

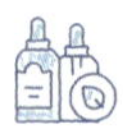

Pfefferminzwaschung

Zutaten:

3 Tr. Pfefferminzöl
2 EL Obers/Sahne oder Milch
1 Tasse Wasser

Zubereitung:

Zutaten gut vermischen, einen Waschlappen eintauchen und Beine damit abwaschen. Im Sommer eine gute Hitzeprophylaxe und zwischendurch angenehm bei schweren Beinen. Das Milchfett pflegt gleichzeitig die ödematös gespannte Haut.

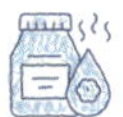

Drei Venenfreunde für den Alltag

Die Muskelaktivität der Waden unterstützt den Rücktransport des venösen Blutes und der Lymphflüssigkeit aus den Beinen. Daher fördern Sitzen und Stehen das Versacken des Blutes in den Beinvenen, Varizen und Ödeme können sich bilden. Gehen, Laufen und Treppensteigen hingegen aktivieren die Muskel-Venen-Pumpe.

Auch tiefe Atmung erzeugt einen Sog, der das venöse Blut zur Lunge zieht, wo es wieder mit Sauerstoff angereichert wird.

Als dritter Helfer erweist sich die Schwerkraft. Lagert man die Beine für 15 Minuten höher als den Kopf, fließen, der Schwerkraft folgend, venöses Blut und Lymphflüssigkeit ebenfalls zurück zum Rumpf.

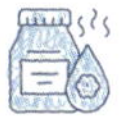

Kompressionsstrümpfe

Heutzutage sind Kniestrümpfe und halterlose Strümpfe der Kompressionsklassen I (Venenschwäche ohne Ödembildung) und II (Krampfadern, Ödembildung) in vielen Farben und Strickweisen erhältlich. Die Krankenkasse übernimmt die Kosten für 1–2 Paar Strümpfe pro Jahr, sofern diese vom Arzt bzw. von der Ärztin verordnet wurden.

Anwendung: Duschen Sie am Abend und ziehen Sie die Strümpfe noch morgens im Bett an, vor dem ersten Aufstehen. Die Kompression sorgt dafür, dass das venöse Blut effizienter zum Herzen zurücktransportiert wird und nicht in den Knöcheln versackt.

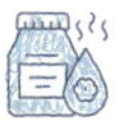

Lymphdrainage

Die manuelle Therapie bietet Lymphdrainagen zur Beseitigung von Ödemen und zur Erleichterung bei venösen Stauungen an. Angenehme, ziehende Streichungen der Haut regen das Lymphsystem an, entstauen geschwollene Beine und bringen Erleichterung bei schmerzenden Brüsten. Da die manuelle Lymphdrainage starke Wirkung auf den Wasserhaushalt und auf Herz und Blutdruck haben kann, sollte sie von einem ausgebildeten Therapeuten bzw. einer ausgebildeten Therapeutin durchgeführt werden.

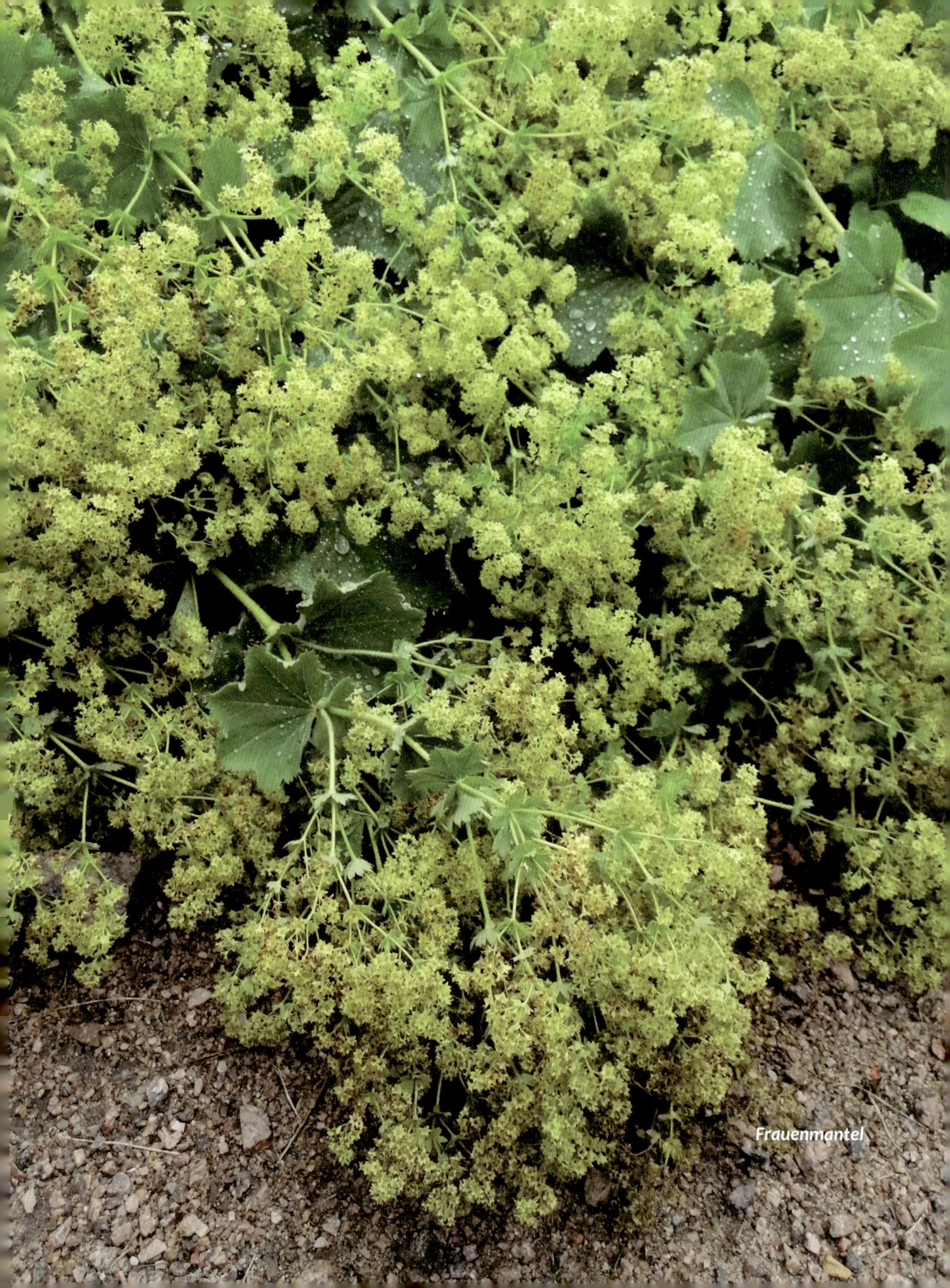

Frauenmantel

Weibliche Brust

Die weibliche Brust besteht vorwiegend aus Fettgewebe, in welches Drüsen und Milchgänge eingebettet sind. Der Fettanteil bestimmt im Wesentlichen auch ihre Größe, weshalb sich der Busen bei einer Gewichtveränderung als Erstes verändert. Ihre Form erhalten die Brüste durch das umgebende Bindegewebe, welches durch einen hohen Kollagenanteil stützend wirkt.

Bei manchen Frauen werden die Brüste nach dem Klimakterium durch starke Fetteinlagerung um bis zu zwei BH-Nummern größer, bei anderen behalten sie ihre Größe. Sobald nicht mehr genug kollagene Fasern ins Bindegewebe eingelagert werden, fangen die Brüste an, schlaff zu werden und zu hängen.

Ziehende oder stechende Schmerzen in einer Brust oder beiden Brüsten, Brustspannen, Hypersensibilität bei leichten Berührungen, vorübergehend gut tastbare Milchgänge: Diese und ähnliche, nicht permanente Beschwerden fasst die Medizin als Mastodynie (schmerzhafte Brust) zusammen. Solche Symptome treten sowohl bei jungen Frauen als auch in der frühen Perimenopause kurz vor der Regelblutung auf.

In der späten Peri- und Postmenopause können Brustschmerzen auftreten, wenn sich die Drüsen zurückbilden und dadurch oftmals gutartige Zysten entstehen, zumal sich das gesamte Brustgewebe ab der Menopause durch Östrogenmangel verändert (Mastopathie).

Hilfreiche Pflanzen

- Mönchspfeffer
- Frauenmantel
- Brennnessel
- Gelber Steinklee
- Ringelblume
- Gundelrebe
- Walnuss
- Mariendistel
- Schafgarbe

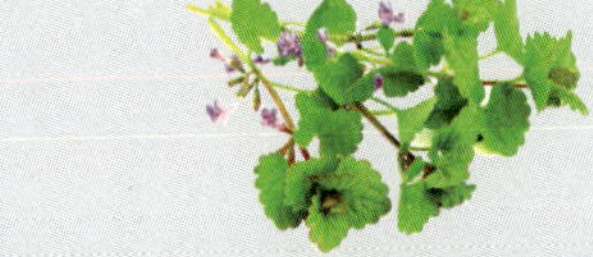

Gundelrebe

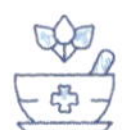

Entlastende Teemischung

Zutaten:

20 g Frauenmantel
20 g Mariendistelfrüchte, zerstoßen
20 g Ringelblume
20 g Brennnessel
20 g Holunderblüten
150 ml kochendes Wasser

Zubereitung:

Aus 1–2 TL der Teemischung und Wasser einen Tee zubereiten, 10 Minuten zugedeckt ziehen lassen. 8–10 Tage vor der erwarteten Regelblutung 2–3 Tassen täglich trinken – mit Abstand zum Essen.

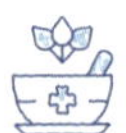

Heilerde für schmerzende Brüste

Zutaten:

2 TL Walnussblätter
1 TL Gundelrebe
250 g Wasser
ca. 30 g Heilerde

Zubereitung:

Pflanzen mit Wasser übergießen, auf Körpertemperatur abkühlen lassen, abseihen. Nach und nach so viel Heilerde einrühren, dass ein dicker Brei entsteht. Paste auf Brust und angrenzenden Achselbereich auftragen. 20 Minuten einwirken lassen, abduschen. Reste der Paste können mit etwas Wasser wieder flüssig gemacht werden.

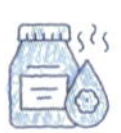

Kleidungs-Tipp

Der BH sollte gut sitzen, nirgends Druckstellen verursachen und breite Träger haben, wie z. B. ein Sportbustier. Manchmal bringt es Erleichterung, den BH auch beim Schlafen zu tragen.

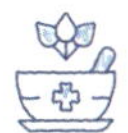

Topfen-/Quarkpackung

Zutaten:

200 g Topfen/Quark
30 Tr. Ringelblumentinktur
2 Blätter Küchenrolle

Zubereitung:

Quark und Ringelblumentinktur verrühren. Die Masse messerrückendick auf ein Blatt Küchenpapier streichen, mit dem anderen Blatt abdecken. Das „Sandwich" auf die schmerzende Brust legen und 20 Minuten einwirken lassen. Danach die Auflage wegwerfen.

Tipp: Diese Art des Quarkwickels kann auch bei Schwellungen, Verstauchungen, Blutergüssen etc. angewendet werden.

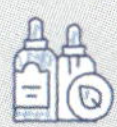

Ätherische Öle für Auflagen, Pflegeöle und Sprays

- Pfefferminze
- Rosengeranie
- Zeder
- Cistrose
- Immortelle
- Sandelholz

Pflegeöle zu den Achselhöhlen hin, also dem Lymphabfluss entsprechend, einreiben.

Vorsorgeuntersuchung

Wenn Knoten, Zysten, Milchgänge und Verhärtungen ertastet werden, machen sich viele Frauen Sorgen, es könnte sich um bösartige Geschehen handeln. Diese Gedanken sollten keinesfalls heruntergespielt werden. Am besten, man macht sich gleich einen Termin für eine Vorsorgeuntersuchung aus. Stellen sich die Symptome als harmlos heraus, lebt es sich viel besser damit. Die Selbstuntersuchung alle 4–8 Wochen sollte kurz nach der Menstruationsblutung durchgeführt werden.

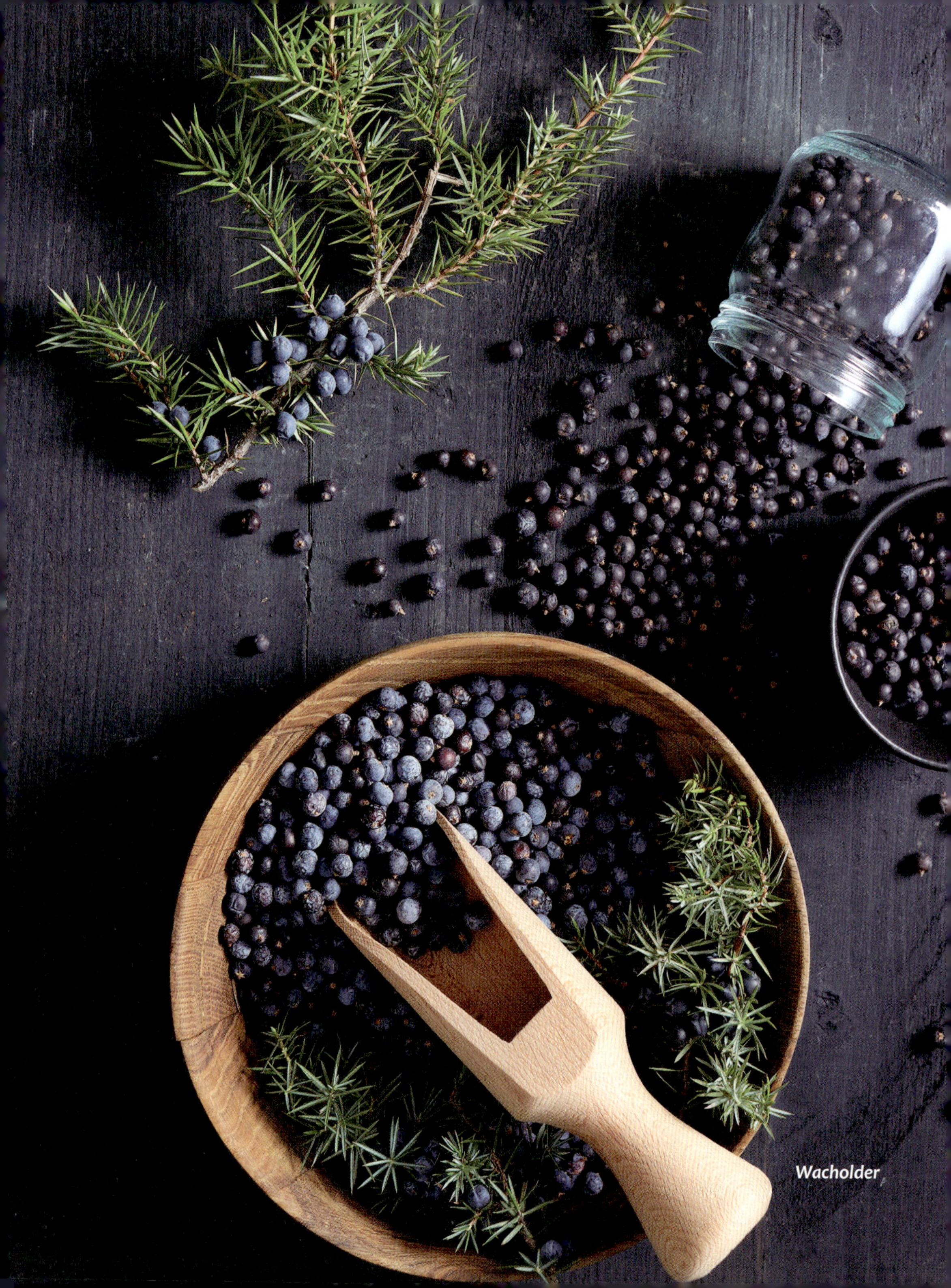
Wacholder

Gewichtszunahme

Die Reifung eines Eis im Eierstock und der Eisprung verbrauchen täglich um die 300 Kalorien. Progesteron lässt die Körpertemperatur in der zweiten Zyklushälfte um bis zu 1 °C steigen. Der gesamte Körperstoffwechsel wird um ca. 15 % gesteigert. So ist es kaum verwunderlich, dass ab der Menopause die Fettdepots gefüllt werden, da der Körper nicht mehr so viele Kalorien verbrennt (wir unsere Ernährung jedoch im Allgemeinen kaum umstellen). Wenn auch noch die Schleimhäute in Mund und Nase trockener werden, greifen wir gerne zu starken Geschmäckern wie Salz und Süßem. Neben Fett- bauen sich dadurch wiederum Wasserdepots auf.

Die Naturheilkunde kennt viele Pflanzen, die die Ausscheidung von Wasseransammlungen fördern und die Befeuchtung der Schleimhäute anregen. Bei jeglicher Entwässerung, Entsäuerung und Entgiftung sollte darüber hinaus auch immer an eine Stärkung von Leber und Nieren gedacht werden.

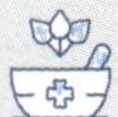

Entwässernde Pflanzen

- Gelber Steinklee
- Ringelblume
- Gundelrebe
- Walnuss
- Birke
- Brennnessel
- Echte Goldrute
- Wacholder

Die meisten harntreibenden Pflanzen fördern auch den Abtransport von Lymphe aus dem Bindegewebe und spülen die Nieren. Wird sehr viel Flüssigkeit ausgespült, besteht die Gefahr eines Nährstoff- und Mineralstoffverlustes. Verwenden Sie entwässernde Mittel deshalb nur in der vorgeschlagenen Dosierung und trinken Sie dazwischen stilles Mineralwasser.

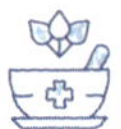

Hepatica: Bitter- und Gerbstoffe

Bitterstoffe regen die Produktion von Speichel und anderen Verdauungssekreten an. Gerbstoffe unterstützen bei der Aufschlüsselung der Nahrungsbestandteile. Dadurch wird die Nahrung besser aufgespaltet, Nährstoffe werden schneller aufgenommen und der Verdauungsvorgang wird insgesamt verkürzt. Dies ist günstig, da durch lange Verdauungsprozesse der Nahrungsbrei im Darm zu gären beginnt und Fäulnisgase entwickelt. Völlegefühl, Bauchschmerzen, Blähungen und unregelmäßiger Stuhlgang sind dafür symptomatisch. Darüber hinaus reduzieren Bitterstoffe den Heißhunger auf Süßigkeiten und sorgen für ein schnelleres Einsetzen des Sättigungsgefühls.

Bitterstoffe finden sich z. B. in

- Aperitif-Alkoholika wie Wermut, Campari, Fernet-Branca, Schwedenbitter
- Salaten wie Löwenzahn, Rucola, Chicorée, Endivie, Radicchio
- Gemüse wie Artischocken, Kohlsprossen, Mangold, Brokkoli, Bärlauch
- Zitrusfrüchten
- Pfeffer, orientalischen Gewürzen
- Küchenkräutern wie Salbei, Minze, Thymian, Oregano, Basilikum, Rosmarin, Liebstöckel, Bohnenkraut
- Löwenzahn
- Schafgarbe
- Tausendgüldenkraut
- Süßholz

Rucola

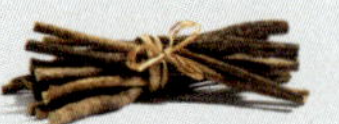

Süßholz

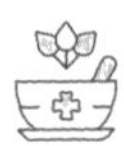

Unterstützungskur für Leber und Niere

Zutaten:

Zu gleichen Teilen:
– Löwenzahnwurzel und -kraut
– Birkenblätter
– Schafgarbe
– Ringelblume
150 ml Wasser

Zubereitung:

2 TL der Kräutermischung mit siedendem Wasser übergießen, 20 Minuten zugedeckt ziehen lassen, dann abseihen.

4 Wochen lang 3-mal täglich 1 Tasse trinken, 2 Wochen Pause machen, dann den Tee wieder 4 Wochen lang trinken.

Tipp: Etwas Schale einer unbehandelten Orange oder Zitrone, mit den Kräutern gemeinsam aufgegossen, verleiht vielen Tees einen ansprechenderen Geschmack und stärkt die Leber.

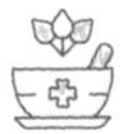

Blutreinigungskur

Zutaten:

1 TL Brennnesselblätter
1 TL Goldrute
2 TL Gundelrebe
3 Wacholderbeeren, zerstoßen
250 ml Wasser

Zubereitung:

Heilpflanzen in kaltem Wasser ansetzen, 5 Minuten kochen lassen, 10 Minuten abkühlen lassen und abseihen.

4 Wochen lang 3-mal täglich 1 Tasse trinken, 2 Wochen Pause machen, dann wieder 4 Wochen lang trinken.

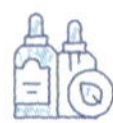

Stoffwechselbad

Zutaten:

3 Tr. Wacholderöl
3 Tr. Zitronenöl
3 Tr. Zypressenöl
3 Tr. Rosmarinöl
3 Tr. Bergamottenöl
1 Handvoll Meersalz

Zubereitung:

Zutaten vermischen und dem Badewasser zufügen.

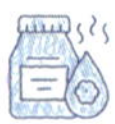

Ernährung und Bewegung

Regelmäßiger moderater Sport ist der wichtigste Begleiter der Ernährung. Wer sein Gewicht halten möchte, muss genauso viele Kalorien verbrennen, wie er zu sich nimmt. Jedoch kann die richtige Ernährung auch den (Fett-)Stoffwechsel und damit den Trainingserfolg positiv beeinflussen. Um die Ernährung individuell auf Stoffwechsel und Vorlieben abzustimmen, sollte ein Ernährungsexperte bzw. eine Ernährungsexpertin konsultiert werden.

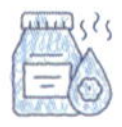

Slow Food

Wer langsam isst, wird schneller satt. Langsam essen bedeutet, länger zu kauen, das Besteck nach jedem Bissen wegzulegen und ein paar Worte mit Tischnachbarn oder Tischnachbarin zu wechseln. Das lange Kauen regt die Bildung von Speichel und weiteren Verdauungssekreten an, wodurch die Nahrung besser aufgespaltet werden kann und Inhaltsstoffe besser resorbiert werden können. Auch ein erstes Sättigungsgefühl stellt sich frühestens nach einer Viertelstunde ein. Viel Zeit also, um beim Essen wieder einmal ausgiebig zu plaudern.

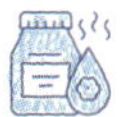

Zitrone für die Leber

In der Zitrone stecken nicht nur ätherische Öle, auch Fruchtfleisch, Segmenthäute und Saft liefern Bitterstoffe und wertvolle Nährstoffe. Eine Zitrone mit unbehandelter Schale gut waschen, trocken reiben und ins Gefrierfach legen. Die gefrorene Zitrone großzügig über gekochte Gerichte reiben, sodass sich von jedem Anteil der Zitrone etwas auf der Speise befindet.

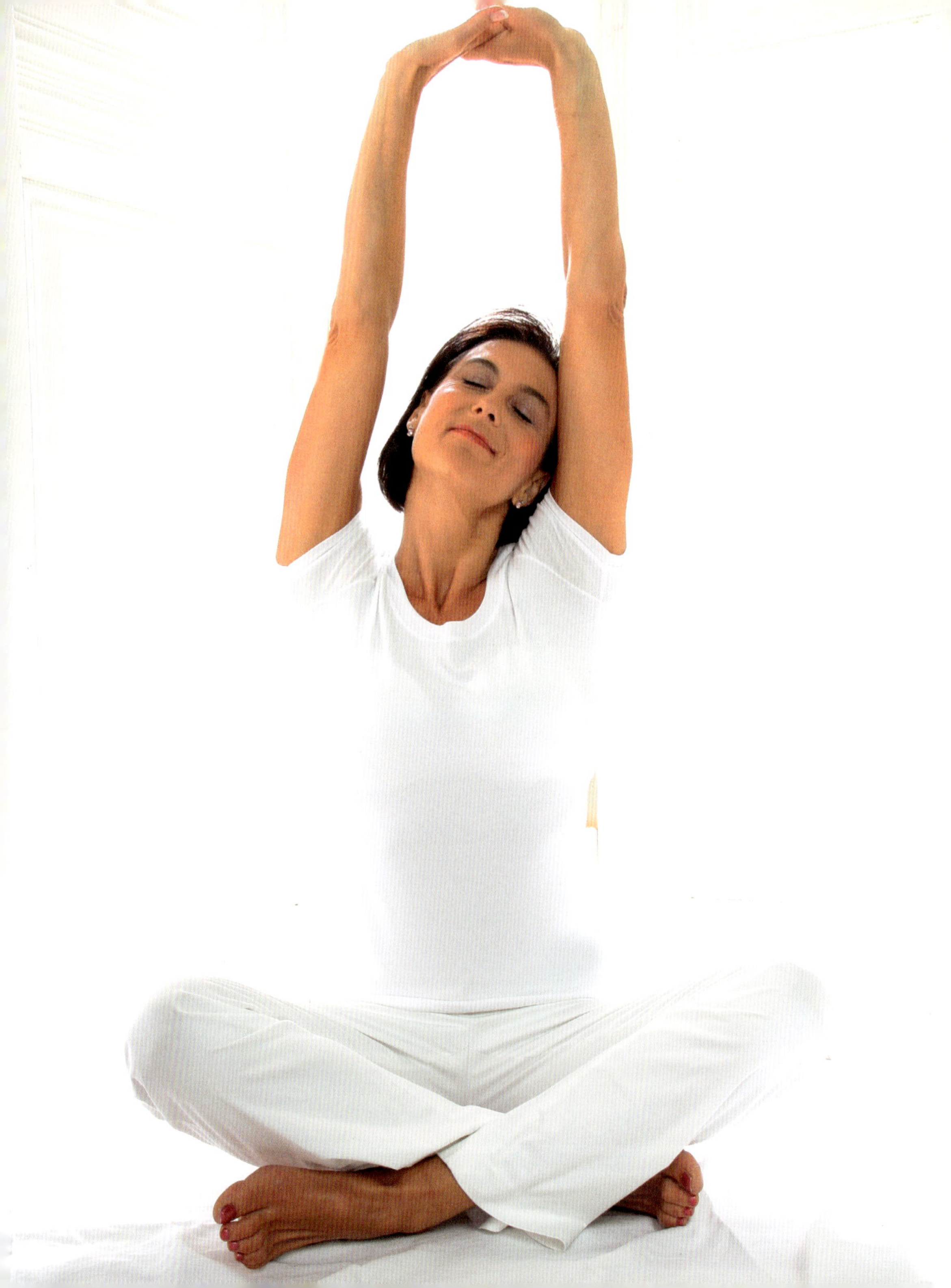

Wir haben einen Bewegungsapparat, um uns zu bewegen

Über den Wissensschatz der Traditionellen Europäischen Medizin hinaus liegt mir das Thema Bewegung am Herzen: Mit nunmehr 16 Jahren Erfahrung als medizinische Heilmasseurin in einem Krankenhaus und als Osteoporose- sowie Inkontinenz-Trainerin werde ich nicht müde, auf die enorme Wichtigkeit von regelmäßiger Bewegung im Freien und von moderatem Krafttraining zur Vorbeugung von Herz-Kreislauf-Erkrankungen, Osteoporose, Senkungen, Stoffwechselstörungen und depressiven Verstimmungen hinzuweisen.

Bis Mitte dreißig baut unser Körper Knochenmasse auf, danach wird es immer schwieriger, diese dazuzugewinnen. Der Östrogenentzug im Klimakterium und danach kostet uns Frauen besonders viel Knochendichte und -substanz. Jetzt zieht der Körper von der vorhandenen Knochenmasse ab. Das heißt im Klartext: Osteoporose-Prophylaxe beginnt mit dem Einsetzen der Pubertät. Je mehr Bewegung und Sport unsere Kinder machen, desto geringer ist die Gefahr, dass sie im Alter an der Volkskrankheit Osteoporose erkranken.

Der Knochenmasseschwund kann außerdem durch gezieltes Training in der Peri- und Postmenopause vermieden werden.

Osteoporose kann Oberschenkelhalsbrüche und Wirbelkörpereinbrüche nach sich ziehen, die die Lebensqualität im fortschreitenden Alter durch Bewegungseinschränkung und Schmerzen stark beeinträchtigen. Wenn der Körper zuvor trainiert wurde, verkürzt sich im Krankheitsfall die Rekonvaleszenz und der Schwund an Muskelmasse bei vorübergehender Bettlägerigkeit hat weniger gravierende Auswirkungen auf Stoffwechsel und Skelett.

Regelmäßige, flotte Spaziergänge an der frischen Luft, ergänzt durch 2-mal wöchentlich Krafttraining mit Eigengewicht (z. B. Yoga, Pilates, Qigong, moderates Fitnesstraining mit leichten Gewichten und vielen Wiederholungen etc.) halten Muskulatur, Knochen, Bindegewebe, Gefäße, Immunsystem und nicht zuletzt die Psyche gesund.

Ein Orthopäde sagte einmal zu einer Patientin: „Wir haben einen Bewegungsapparat, um uns zu bewegen." Recht hat er.

Rezeptverzeichnis

Hier finden Sie eine Übersicht über die Zubereitungen, die im Buch beschrieben werden. Allgemeine Tipps und Anwendungen, die keiner Zubereitung bedürfen, sind hier nicht genannt.

Abkürzungen

EL	Esslöffel
ml	Milliliter
TL	Teelöffel
Tr.	Tropfen

Literatur

AMS Autoren- und Medienservice. (2020). Hildegard von Bingen. Köln: Naumann & Göbel.

Becher, B. (2005). Wechseljahre, eine besondere Lebensphase der Frau . EHK (54), S. 644–649.

Deutsche Alzheimer Gesellschaft e.V. (Juni 2020). Die Häufigkeit von Demenzerkrankungen. Informationsblatt 1. Berlin.

DR. KADE / BESINS Pharma. (28.01.2019). wechseljahre-verstehen.de. Abgerufen am 31.01.2021 von https://wechseljahre-verstehen.de/behandlung/bioidentische-hormone/

DR. KADE/BESINS Pharma. (25.03.2019). wechseljahre-verstehen.de. Abgerufen am 30.12.2020 von https://wechseljahre-verstehen.de/beschwerden

Ell-Beiser, H. (2019). Naturheilkunde für Frauen. Stuttgart: Eugen Ulmer.

Fauma, E. (2019). Frauenkräuter-Apotheke. Wien: maudrich.

Fauma, E. (2020). Skriptum „Ausbildung zum/zur TEM-Experten/Expertin" 2020/21. Wien.

Feld, M. (2015). Schlafen für Aufgeweckte (3. Auflage). München: Südwest.

Germann, P., & Zeuge-Germann, G. (2016). Frauenzeiten. Linz: Freya.

Gutmann, J. (10.09.2018). hormontherapie-wechseljahre.de. Abgerufen am 28.12.2020 von https://www.hormontherapie-wechseljahre.de/symptome-wechseljahre/brust/

Hamann, S. (08.03.2021). *gesundheit.de.* Abgerufen am 12.11.2021 von https://www.gesundheit.de/ernaehrung/lebensmittel/gemuese/kartoffel-eigenschaften-und-inhaltsstoffe

Heinrich, M. (kein Datum). *Österreichische Apothekerkammer.* Abgerufen am 15.01.2021 von https://www.apotheker.or.at/Internet/OEAK/NewsPresse.nsf/1bd86a866fd269b5c1256d21002d53da/b4eddc64e4dcbdbec1256f2c005b8d8e

Hirsch, S., & Grünberger, F. (2018). Die Kräuter in meinem Garten (22. Auflage). Linz: Freya.

Institut für Qualität und Wirtschaftlichkeit im Gesundheitswesen (IQWiG) (14.06.2017). gesundheitsinformation.de. Abgerufen am 04.01.2021 von https://www.gesundheitsinformation.de/nuetzen-ginkgohaltige-mittel.2219.

de.html?part=behandlung-qs-53si-xerr#:~:text=In%20den%20Studien%20wurde%20in,und%20600%20mg%20pro%20Tag.

Kranabetter, V. (11.04.2019). *www.physio-inspiriert.at*. Abgerufen am 12.11.2021 von https://www.physio-inspiriert.at/uebers-dehnen-und-verkuerzte-muskeln/

Krupalja, T. (2020). feeling.at. Abgerufen am 06.01.2021 von https://www.feeling.at/web/hydrolate/

Maki, P. M. (kein Datum). researchgate.net. Abgerufen am 26.12.2020 von https://www.researchgate.net/publication/259800603_Executive_summary_of_the_Stages_of_Reproductive_Aging_Workshop_10_addressing_the_unfinished_agenda_of_staging_reproductive_aging

Multhaupt, P. (19.06.2021). Utopia.de. Abgerufen am 01.08.2021 von https://utopia.de/ratgeber/shrub-rezept-fuer-fruchtigen-sirup-mit-saisonalem-obst/

Nieschlag, E., Behre, H. M. et al. (16.07.2020). amboss Fachwissen für Mediziner im ärztlichen Alltag und Studium. Abgerufen am 28.12.2020 von https://www.amboss.com/de/wissen/%C3%96strogenwirkung_und_assoziierte_Erkrankungen

Oesterle, D., & Feichter, M. (17.07.2017). netdoktor.de. Abgerufen am 04.01.2021 von https://www.netdoktor.de/heilpflanzen/ginkgo/

Pharmawiki. (25.03.2018). pharmawiki.ch. Abgerufen am 22.01.2021 von https://www.pharmawiki.ch/wiki/index.php?wiki=bockshornklee

Redaktion Ärzte im Netz, & Dr. Scharrel, D. (09.07.2018). Frauenärzte im Netz. Abgerufen am 28.12.2020 von https://www.frauenaerzte-im-netz.de/familienplanung-verhuetung/natuerliche-familienplanung/weiblicher-zyklus-wann-sind-die-fruchtbaren-tage

Redaktion PraxisVITA. (24.05.2018). praxisvita.de. Abgerufen am 04.01.2021 von https://www.praxisvita.de/10-natuerliche-mittel-gegen-vergesslichkeit-15647.html

Ronzheimer, H. (02.01.2021). science.orf.at. Abgerufen am 02.01.2021 von https://science.orf.at/stories/3203610/

Schenkl, N. (10.09.2018). hormontherapie-wechseljahre.de. Abgerufen am 28.12.2020 von https://www.hormontherapie-wechseljahre.de/symptome-wechseljahre/gewicht-haut/

Schiwarth, E. (10.09.2018). hormontherapie-wechseljahre.de. Abgerufen am 28.12.2020 von https://www.hormontherapie-wechseljahre.de/weibliche-hormone/funktion-hormone/

Seifert-Klauss, V. (2013). Klimawandel – Wenn Frauen in die Wechseljahre kommen. GebFra Magazin Gebuertshilfe Frauenheilkunde (73), S. 394–398.

Seifert-Klauss, V. (kein Datum). kup.at. Abgerufen am 01.02.2021 von https://www.kup.at/journals/abbildungen/gross/16852.html

simpleclub.de. (kein Datum). youtube.com. (A. Giesecke, & N. Schork, Hrsg.) Abgerufen am 26.12.2020 von https://youtu.be/HFLklLbqcik

simpleclub.de. (kein Datum). youtube.com. (A. Giesecke, & N. Schork, Hrsg.) Abgerufen am 26.12.2020 von https://youtu.be/MvzTIujBFcU

simpleclub.de. (kein Datum). youtube.com. (A. Giesecke, N. Schork, Herausgeber, A. Giesecke, & N. Schork, Produzenten) Abgerufen am 27.12.2020 von https://youtu.be/-O_jeOoGtZo

smarticular. (kein Datum). *smarticular*. Abgerufen am 13. 11 2021 von https://www.smarticular.net/nageloel-nagelhautpflege-natuerlich-selber-machen-olivenoel-diy/

Sommer, K. (10.09.2018). hormontherapie-wechseljahre.de. Abgerufen am 28.12.2020 von https://www.hormontherapie-wechseljahre.de/hormonbehandlung/vorteil-natuerliches-progesteron-id63688.html

Waskowiak, A., & Schäffler, A. (12.03.2020). apotheken.de. Abgerufen am 27.01.2021 von https://www.apotheken.de/krankheiten/hintergrundwissen/4747-aufbau-und-funktion-der-weiblichen-brust

Wikipedia. (12.01.2021). wikipedia.de. Abgerufen am 15.01.2021 von https://de.wikipedia.org/wiki/Cholesterin

Willfort, R. (1959). *Gesundheit durch Heilkräuter* (22. Auflage 1982). Linz: Rudolf Trauner Verlag.